DGVS (Hrsg.)

Schmidt/Albert/Braun/Gilger/Haag/Heinlein/Schad/Weismüller

Kodierleitfaden für die Gastroenterologie 2026

Kodierleitfaden für die Gastroenterologie 2026

Herausgegeben von der Deutschen Gesellschaft für Gastroenterologie, Verdauungs- und Stoffwechselkrankheiten (DGVS)

von

Dr. Alexandra Schmidt

Prof. Dr. Jörg Albert

Dr. Martin Braun

Maximilian Gilger

Dr. Cornelie Haag

Dr. Wolfgang Heinlein

C. Moritz Schad

PD Dr. Tobias J. Weismüller

1913 DGVS

Deutsche Gesellschaft für Gastroenterologie, Verdauungs- und Stoffwechselkrankheiten

19. aktualisierte Auflage 2026

medhochzwei

Anschrift der Autoren:
Kommission für medizinische Klassifikation und Gesundheitsökonomie der DGVS

Prof. Dr. Jörg Albert
Ärztlicher Direktor der Klinik für
Gastroenterologie, gastroenterologische Onkologie, Hepatologie, und Infektiologie
Klinikum Stuttgart – Katharinenhospital
Kriegsbergstraße 60
70174 Stuttgart

Dr. Martin Braun
Health Care Management
Spelzenstraße 17
68167 Mannheim

Maximilian Gilger
Medizinische Klinik und Poliklinik I
Universitätsklinikum Dresden
Fetscherstraße 74
01307 Dresden

Dr. Cornelie Haag
Plattleite 9
01326 Dresden

C. Moritz Schad
Sozialstiftung Bamberg
Klinikum am Bruderwald
Medizinische Klinik II
Buger Straße 80
96049 Bamberg

Dr. Alexandra Schmidt
Medizinische Klinik und Poliklinik I
Universitätsklinikum Dresden
Fetscherstraße 74
01307 Dresden

PD Dr. Tobias J. Weismüller
Chefarzt der Klinik für Innere Medizin – Gastroenterologie und Hepatologie
Vivantes Humboldt-Klinikum
Am Nordgraben 2
13509 Berlin Reinickendorf

Für inspiring-health GmbH – München:
Dr. Wolfgang Heinlein
inspiring-health GmbH
Waldmeisterstraße 72
80935 München

Bibliografische Informationen der Deutschen Nationalbibliothek
Die Deutsche Nationalbibliothek verzeichnet diese Publikation in der Deutschen Nationalbibliografie; detaillierte bibliografische Daten sind im Internet über http://dnb.d-nb.de abrufbar.

Bei der Herstellung des Werkes haben wir uns zukunftsbewusst für umweltverträgliche und wiederverwertbare Materialien entschieden. Der Inhalt ist auf elementar chlorfreiem Papier gedruckt.

ISBN 978-3-98800-218-1
ISBN eBook: 978-3-98800-219-8

Alte Eppelheimer Str. 42/1
69115 Heidelberg
E-Mail: info@medhochzwei-verlag.de
Web: www.medhochzwei-verlag.de

Satz: Reemers Publishing Services GmbH, Krefeld
Umschlaggestaltung: kreativmedia, Hückelhoven
Titelbild: Florian Augustin/Shutterstock.com
Druck: ADverts Printing House, Dzelzavas street 124, Riga, LV-1021, Latvia
A001

Vorwort

Was ist neu in den ICD- und OPS-Verzeichnissen 2026? Wie kodiere ich gastroenterologische Diagnosen und Prozeduren korrekt? Welche Zusatzentgelte und neue Untersuchungs- und Behandlungsmethoden (NUB) sind in der Gastroenterologie relevant? Diese Fragestellungen und viele mehr werden mit dem *Koderleitfaden für die Gastroenterologie* beantwortet, sodass er zu einem wichtigen Begleiter in der alltäglichen Kodierpraxis geworden ist. Besonders in der heutigen Zeit der strukturellen Veränderungen und Prüfquotenabschläge ist eine korrekte und somit belastbare Kodierung wichtiger denn je.

Der Kodierleitfaden wird jährlich von gastroenterologischen und in der Kodierpraxis tätigen Ärzt*innen überarbeitet und um praxisrelevante Themen erweitert, sodass auch die 19. Ausgabe des Kodierleitfadens Gastroenterologie wieder zahlreiche Neuerungen enthält. Ebenso beinhaltet der Kodierleitfaden die für 2026 gültigen Änderungen der ICD- und OPS-Verzeichnisse.

Der *Kodierleitfaden für die Gastroenterologie* wurde erstmalig 2002 im Rahmen des DRG-Evaluationsprojekts der Deutschen Gesellschaft für Gastroenterologie, Verdauungs- und Stoffwechselkrankheiten (DGVS) unter Federführung von Professor Dr. W. F. Caspary und Professor Dr. P. Frühmorgen zusammen mit der DRG-Research-Group des Universitätsklinikums Münster erarbeitet. Später wurde der Kodierleitfaden auf Initiative von Dr. U. Rosien und Dr. B. Akoglu in bewährter Zusammenarbeit mit der DRG-Research-Group weitergeführt und weiterentwickelt. Inzwischen widmet sich die *Arbeitsgruppe Kodierleitfaden* als eigenständige Untergruppe der *Kommission für medizinische Klassifikation und Gesundheitsökonomie der DGVS* (MKG) der Weiterentwicklung des Kodierleitfadens. Neue engagierte Mitglieder aus unserer Fachgesellschaft kommen fortwährend hinzu und geben viele neue Impulse.

Seit dem Kodierleitfaden 2022 wurde eine neue Struktur des Kodierleitfadens erarbeitet, welche noch praxisnäher ist. Neben dem bekannten Kapitel „Was ist neu in..." werden seitdem in einem ersten Themenkomplex gastroenterlogische Krankheitsbilder erläutert und Empfehlungen zu deren Verschlüsselung entsprechend des gültigen ICD-Verzeichnisses gegeben. Der zweite große Abschnitt widmet sich den häufigsten Interventionen und Prozeduren in der Gastroenterologie. Beispiele aus der Kodierpraxis wurden darüber hinaus zur besseren Verständlichkeit eingepflegt.

Es erfolgt eine jährliche Weiterentwicklung und Aktualisierung des Kodierleitfadens durch Mitglieder der Deutschen Gesellschaft für Gastroenterologie, Verdauungs- und Stoffwechselkrankheiten (DGVS) in Zusammenarbeit mit der inspiring health GmbH, München und mit Dr. Martin Braun HCM.

Jeder Leitfaden lebt von seinen kritischen Leser*innen. Ihre zahlreichen Hinweise haben nachhaltig zur Verbesserung dieses Buches beigetragen. Teilen Sie uns mit, was Sie als verbesserungswürdig erachten oder was aus Ihrer Sicht fehlt. Ihre Anregungen und Wünsche richten Sie bitte an mkg@dgvs.de unter dem Betreff „Anregung Kodierleitfaden".

Für die jahrelange Treue unserer Leserschaft möchten wir uns sehr herzlich bedanken und wünschen Ihnen für Ihre wertvolle Arbeit weiterhin viel Erfolg.

Im Auftrag der Autoren

Dr. med. Alexandra Schmidt — Prof. Dr. med. Jörg Albert

Inhaltsverzeichnis

1 Einführung

Dieser Kodierleitfaden soll eine korrekte und einheitliche Kodierung gastroenterologischer Behandlungsfälle ermöglichen. Grundlage zur korrekten Fallkodierung sind die allgemeinen und speziellen Kodierrichtlinien sowie die aktuellen ICD- und OPS-Verzeichnisse. Die Erfahrungen aus der Kodierpraxis der Autor*innen und die Hinweise der Gemeinschaft der Medizinischen Dienste (SEG 4-Kodierempfehlungen) sowie des Fachausschusses für ordnungsgemäße Kodierung und Abrechnung (FoKA) der Deutschen Gesellschaft für Medizincontrolling (DGfM) werden ebenfalls berücksichtigt. Eigene Kodierbeispiele aus der Praxis sollen die Inhalte besser veranschaulichen und die Erfassung von schwierigen Fallkonstellationen erleichtern.

Einen schnellen Überblick über die gastroenterlogisch relevanten Neuerungen in den ICD- und OPS-Verzeichnissen im Jahr 2026 gibt zu Beginn das Kapitel „Was ist neu in 2026?".

Im Kapitel 3 folgen dann Hinweise zur Verschlüsselung gastroenterlogischer Erkrankungen, begonnen bei Erkrankungen des oberen und unteren Gastrointestinaltraktes bis hin zu Krankheiten der Leber, des Gallenwegssystems sowie des Pankreas als auch Kodierempfehlungen spezieller Konstellationen wie z. B. Entzündungen von Anastomosen oder der Graft-versus-host-Krankheit (GvHD). Auch finden sich Empfehlungen zu fachübergreifenden Themen wie zu COVID, zur Sepsis und zur Ernährungsmedizin in diesem Kapitel.

Schwerpunkt des 4. Kapitels sind die gastroenterologischen diagnostischen und therapeutischen Prozeduren wie z. B. die Ösophagogastroduodenoskopie (ÖGD), die Koloskopie, die endoskopische retrograde Cholangiopankreatikographie (ERCP) oder auch die Einlage eines intrahepatischen Stents in die Leber (TIPS). Zahlreiche spezifische Verfahren der Gastroenterologie wie z. B. die Polypektomie, die endoskopische Blutstillung oder Bergung von Konkrementen aus dem Gallengang werden inhaltlich erläutert, mit den dazugehörigen OPS-Kodes aufgeführt und mit Beispielen aus der alltäglichen Kodierpraxis veranschaulicht.

Abschließend gibt es eine Übersicht sowohl über die in der Gastroenterologie relevanten neuen Untersuchungs- und Behandlungsmethoden (NUB) als auch über Zusatzentgelte (ZE), welche ebenfalls jährlich aktualisiert wird.

Hinweise:
In einigen Tabellen sind Formulierungen enthalten, die nicht Bestandteil der Texte des offiziellen ICD- oder OPS-Kodes sind, diese sind dann in geschweifte Klammern gesetzt. Diese Formulierungen können sowohl offizielle Inklusiva, Exklusiva oder von den Autor*innen als besonders relevant erachtete Pathologien aus Aufzählungen des ICD-Verzeichnisses sein als auch freie Bemerkungen der Autor*innen. Zur Abgrenzung der offiziellen Texte von den Anmerkungen der Autor*innen werden letztere mit „Anm. Autoren" gekennzeichnet. Ziel ist es, das Verständnis für die klinischen Inhalte, die sich hinter den Kodes verbergen, zu verbessern.

Ist in Beispielen in einer Zeile ein Sekundärkode (* oder !) aufgeführt, so ist der Primärkode immer der in der darüber liegenden Zeile genannte ICD-Kode.

Speziell bei den OPS-Kodes kann der Text aufgrund des systematischen Aufbaus mit Wiederholung des Textes für den Vier-(Fünf-)Steller sehr lang werden. Zur besseren Lesbarkeit wurde in Tabellen, in denen in einer darüber liegenden Zeile ein Vier- oder Fünfsteller steht, bei den endständigen OPS-Kode darunter der Textteil für den Vier- oder Fünfsteller nicht mehr wiederholt.

2 Was ist neu in 2026?

Es gibt redaktionelle Änderungen im neuen OPS, Version 2026, die alle Bereiche und damit auch die Gastroenterologie betreffen: Zum einen wird der Begriff ‚gesondert' durch das Wort ‚zusätzlich' ersetzt, wenn der Verweis auf einen sekundären Kode (Zusatzkode) gedacht ist. Das „gesondert zu kodieren" dient weiterhin als Verweis auf einen Primärkode. Da es sich um eine semantische Korrektur handelt, die lediglich die Art des referenzierten Kodes widerspiegelt, ergeben sich hierdurch keine Änderungen für die Kodierung. Zudem ist das Seitigkeitskennzeichen „B" für beidseitig gestrichen worden. Bei beidseitiger Durchführung eines Eingriffs ist zukünftig jeweils ein Kode für die linke und die rechte Seite anzugeben.

2.1 Änderungen im ICD-Verzeichnis

Hypoalbuminämie

Nachdem für den ICD 2025 der ICD-Kode „E88.0 *Störungen des Plasmaprotein-Stoffwechsels, anderenorts nicht klassifiziert*" bereits gesplittet wurde, um eine spezifische Kodierung des Alpha-1-Antitrypsinmangels zu ermöglichen, erfolgte für den ICD 2026 eine weitere Differenzierung für die Kodierung der Hypoalbuminämie.

E88.01 *Hypoalbuminämie*

2.2 Änderungen im OPS-Verzeichnis

Interventioneller Verschluss der Gallengänge bei Leckage

Es stehen nun Kodes zur Verfügung, um den interventionellen Verschluss von Gallengängen bei einer Leckage zu kodieren. Dies wird überwiegend Fälle betreffen, wo mittels ERCP (Endoskopisch-retrograde Cholangiopankreatographie) meist postoperativ aufgetretene Leckagen mit embolisierenden Flüssigkeiten verschlossen werden.

5-513.u* *Endoskopische Operationen an den Gallengängen: Verschluss einer Leckage mit embolisierenden Flüssigkeiten*

In der 6. Stelle (5-513.u[0–4]) ist die Angabe der Menge der verwendeten Flüssigkeit kodiert.

3 Verschlüsselung von Krankheiten

3.1 Allgemein

In der Regel steht für die Kodierung einer Erkrankung ein ICD-Kode zur Verfügung.

Jedoch sieht die ICD-10-GM für eine Erkrankung, die durch einen einzelnen Kode nicht ausreichend dargestellt ist, die Kodierung von zwei oder mehreren Kodes vor. Dies ist häufig der Fall, um Ätiologie (zugrundeliegende Ursache) und Manifestation einer Erkrankung zum Ausdruck zu bringen. Hierfür ist insbesondere das „Kreuz-Stern-System" von Bedeutung.

Schlüsselnummern für Ätiologie werden durch das Kreuz-Symbol (†) und Manifestations-Schlüsselnummern durch das Stern-Symbol (*) gekennzeichnet. Dabei ist immer zuerst der Kreuz-Kode (Primärkode) zu kodieren. Diesem folgt der Stern-Kode (Sekundärkode), z. B.

B25.80†	*Infektion des Verdauungstraktes durch Zytomegalieviren*
K23.8*	*Krankheiten des Ösophagus bei sonstigen anderenorts klassifizierten Krankheiten*

Ist bei einem Kreuz-Kode eine Liste mit möglichen Manifestationen (Stern-Kodes) aufgeführt, so muss diese Liste nicht alle möglichen Manifestationen umfassen. Auch Manifestationen, die nicht aufgeführt sind oder nicht mit einem Stern markiert sind, können angegeben werden, z. B.

A52.0†	*Kardiovaskuläre Syphilis*
I77.6	*Arteriitis, n. n. bez.*

Umgekehrt sind nicht bei allen Sternkodes Kreuzkodes aufgeführt, sondern durchaus auch Kodes, die nicht mit einem Kreuz markiert sind, z. B.

K70.3 *Alkoholische Leberzirrhose*
I98.2* *Ösophagus- und Magenvarizen bei anderenorts klassifizierten Krankheiten, ohne Angabe einer Blutung*

Darüber hinaus kennt die ICD-10-GM Kodes, die mit einem Ausrufezeichen versehen sind (Ausrufezeichenkodes). Auch diese gelten als Sekundärkodes, die einem Primärkode zuzuordnen sind, z. B.

K70.41 *Chronisches alkoholisches Leberversagen*
K74.72! *Leberzirrhose, Stadium Child-Pugh C*

Nicht alle Primärkodes sind mit einem Kreuz gekennzeichnet. Es ist somit möglich, auch ICD-Kodes, die nicht mit einem Kreuz markiert sind, als Primärkode mit einem Sekundärkode zu kombinieren.

Unabhängig des Kreuz-Stern-Systems kann es erforderlich sein, ein Krankheitsbild mit einer Kombination aus zwei ICD-Kodes zu charakterisieren, z. B. ein Folgezustand nach einer Maßnahme

K22.2 *Ösophagusverschluss*
K91.84 *Strikturen nach endoskopischen Eingriffen und Operationen am Verdauungstrakt*

3.2 Neoplasien allgemein

3.2.1 Primärtumor

Die Kodes für die Primärtumoren im Bereich der Gastroenterologie werden in den einzelnen Organkapiteln aufgelistet.

Ist die Lokalisation des Tumors unbekannt, ist ein Kode aus C80.- *Bösartige Neubildung ohne Angabe der Lokalisation* zu kodieren.

3.2.2 Metastasen

Metastasen sind unter C78.- und C79.- eingeordnet, Lymphknotenmetastasen bei C77.-

C78.0	Sekundäre bösartige Neubildung der Lunge
C78.1	Sekundäre bösartige Neubildung des Mediastinums
C78.2	Sekundäre bösartige Neubildung der Pleura {Pleurakarzinose}
C78.3	Sekundäre bösartige Neubildung sonstiger und nicht näher bezeichneter Atmungsorgane
C78.4	Sekundäre bösartige Neubildung des Dünndarmes
C78.5	Sekundäre bösartige Neubildung des Dickdarmes und des Rektums
C78.6	Sekundäre bösartige Neubildung des Retroperitoneums und des Peritoneums {Peritonealkarzinose}
C78.7	Sekundäre bösartige Neubildung der Leber und der intrahepatischen Gallengänge
C78.8	Sekundäre bösartige Neubildung sonstiger und nicht näher bezeichneter Verdauungsorgane
C79.0	Sekundäre bösartige Neubildung der Niere und des Nierenbeckens
C79.1	Sekundäre bösartige Neubildung der Harnblase sowie sonstiger und nicht näher bezeichneter Harnorgane
C79.2	Sekundäre bösartige Neubildung der Haut
C79.3	Sekundäre bösartige Neubildung des Gehirns und der Hirnhäute
C79.4	Sekundäre bösartige Neubildung sonstiger und nicht näher bezeichneter Teile des Nervensystems
C79.5	Sekundäre bösartige Neubildung des Knochens und des Knochenmarkes
C79.6	Sekundäre bösartige Neubildung des Ovars
C79.7	Sekundäre bösartige Neubildung der Nebenniere
C79.81	Sekundäre bösartige Neubildung der Brustdrüse
C79.82	Sekundäre bösartige Neubildung der Genitalorgane
C79.83	Sekundäre bösartige Neubildung des Perikards

C79.84	Sonstige sekundäre bösartige Neubildung des Herzens
C79.85	Sekundäre bösartige Neubildung des Bindegewebes und anderer Weichteilgewebe des Halses
C79.86	Sekundäre bösartige Neubildung des Bindegewebes und anderer Weichteilgewebe der Extremitäten
C79.88	Sekundäre bösartige Neubildung sonstiger näher bezeichneter Lokalisationen
C77.-	Sekundäre und nicht näher bezeichnete bösartige Neubildung der Lymphknoten
C77.0	Lymphknoten des Kopfes, des Gesichtes und des Halses
C77.1	Intrathorakale Lymphknoten
C77.2	Sekundäre und nicht näher bezeichnete bösartige Neubildung: Intraabdominale Lymphknoten
C77.3	Axilläre Lymphknoten und Lymphknoten der oberen Extremität
C77.4	Inguinale Lymphknoten und Lymphknoten der unteren Extremität
C77.5	Intrapelvine Lymphknoten
C77.8	Lymphknoten mehrerer Regionen

Hat ein*e Patient*in mehrere Lymphknotenmetastasen, ist der Kode C77.8 *Sekundäre und nicht näher bezeichnete bösartige Neubildung: Lymphknoten mehrerer Regionen* zu verwenden und nicht mehrere Kodes aus C77.0 bis C77.5. Seit 2022 können jedoch beim Kode C77.8 die genauen Lokalisationen zusätzlich angegeben werden:

U69.5-!	Sekundäre Schlüsselnummern zur Angabe mehrerer Regionen bei sekundärer und nicht näher bezeichneter bösartiger Neubildung der Lymphknoten
U69.50!	Lymphknoten des Kopfes, des Gesichtes und des Halses
U69.51!	Intrathorakale Lymphknoten
U69.52!	Intraabdominale Lymphknoten
U69.53!	Axilläre Lymphknoten und Lymphknoten der oberen Extremität

U69.54!	Inguinale Lymphknoten und Lymphknoten der unteren Extremität
U69.55!	Intrapelvine Lymphknoten

Beispiel 1

Bei einer Patientin mit Magenkarzinom im Fundus bestehen intraabdominelle und supraklavikuläre Lymphknotenmetastasen.

Wenn entsprechend der Kodierrichtlinien alle Manifestationen kodiert werden sollen, dann ergeben sich folgende Kodes:

C16.1	Bösartige Neubildung: Fundus ventriculi
C77.8	Sekundäre und nicht näher bezeichnete bösartige Neubildung: Lymphknoten mehrerer Regionen
U69.50!	Lymphknoten des Kopfes, des Gesichtes und des Halses
U69.52!	Intraabdominale Lymphknoten

Ein Lymphom wird, unabhängig von der Anzahl der betroffenen Gebiete, nicht als metastatisch betrachtet, und wird überwiegend mit Kodes der ICD-Gruppen C81–C88 kodiert. Dies gilt auch für Lymphome, die als „extranodal" ausgewiesen werden, wie z. B. das MALT-Lymphom. Ein MALT-Lymphom des Verdauungstraktes wird mit C88.4- *Extranodales Marginalzonen-B-Zell-Lymphom des Mukosa-assoziierten lymphatischen Gewebes [MALT-Lymphom]* verschlüsselt. Bei Übergang in ein hochmalignes (diffus großzelliges) Lymphom ist zusätzlich C83.3 *Diffuses großzelliges B-Zell-Lymphom* zu kodieren.

Kodes für sekundäre Neubildungen an Lymphknoten und Organen (C77.-, C78.-, C79.0–2, C79.4 und C79.6–9) werden beim Lymphom nicht zusätzlich verschlüsselt.

Allerdings bilden hier die Meningeosis lymphomatosa an Gehirn und Hirnhäuten sowie Knochenmarksherde bei malignen Lymphomen eine Ausnahme. Diese können auch bei Lymphomen zusätzlich kodiert werden:

C79.3 *Sekundäre bösartige Neubildung des Gehirns und der Hirnhäute*
C79.5 *Sekundäre bösartige Neubildung des Knochens und des Knochenmarkes*

Beispiel 2

Eine Patientin mit einem diffusen großzelligen Non Hodgkin Lymphom (NHL) mit Befall zahlreicher Lymphknoten und einer Infiltration des Knochenmarks erhält eine Chemotherapie.

C83.3 Diffuses großzelliges B-Zell-Lymphom
C79.5 Sekundäre bösartige Neubildung des Knochens und des Knochenmarkes
8-54- Zytostatische Therapie, Immuntherapie und antiretrovirale Therapie
{4. bis 6. Stelle in Abhängigkeit der Komplexität und Dauer der Chemotherapie}

3.2.3 Hauptdiagnose bei Neoplasien

Abhängig von der Behandlungsphase und der durchgeführten Therapie wird die Frage der Wahl der Hauptdiagnose bei onkologischen Patient*innen unterschiedlich bewertet. In den Speziellen Kodierrichtlinien werden mehrere Situationen ausführlich mit Beispielen dargestellt.

Bei Diagnostik und Therapie des Primärtumors ist dieser die Hauptdiagnose, ebenso bei Folgeaufenthalten, bei denen das primäre Malignom unter Umständen schon entfernt ist.

Beispiel 1

Ein Patient mit Rektumkarzinom wird nach Resektion des Karzinoms wiederholt zur adjuvanten lokalen Bestrahlung (Details siehe OPS-Verzeichnis) und systemischen Chemotherapie aufgenommen.

HD: C20	Bösartige Neubildung des Rektums
8-54-	Zytostatische Therapie, Immuntherapie und antiretrovirale Therapie {4. bis 6. Stelle in Abhängigkeit der Komplexität und Dauer der Chemotherapie}
8-522.-	Hochvoltstrahlentherapie

Bei Durchführung einer systemischen Chemo- oder Strahlentherapie (Radiojodtherapie oder Ganzkörperbestrahlung) muss immer das primäre Malignom als Hauptdiagnose verschlüsselt werden (auch wenn bereits reseziert); alle bekannten Metastasen werden als Nebendiagnose zusätzlich erfasst, da alle Manifestationen des Malignoms bei einer systemischen Therapie mitbehandelt werden.

Beispiel 2

Eine Patientin mit reseziertem Rektumkarzinom sowie Leber- und Knochenmetastasen wird zur systemischen palliativen Chemo- und Antikörpertherapie (Bevacizumab) aufgenommen.

HD: C20	Bösartige Neubildung des Rektums
ND: C78.7	Sekundäre bösartige Neubildung der Leber und der intrahepatischen Gallengänge
ND: C79.5	Sekundäre bösartige Neubildung des Knochens und des Knochenmarkes
8-54-	Zytostatische Therapie, Immuntherapie und antiretrovirale Therapie {4. bis 6. Stelle in Abhängigkeit der Komplexität und Dauer der Chemotherapie}
8-547.0	Andere Immuntherapie: Mit Antikörpern gegen ein Zielepitop
6-002.9-	Applikation von Medikamenten, Liste 2: Bevacizumab, parenteral

Im Gegensatz dazu wird bei einer lokalen Therapie einer Metastase (z. B. Bestrahlung, lokale Intervention wie Chemoembolisation oder Radiofrequenzablation) die Metastase zur Hauptdiagnose und der Primärtumor zur Nebendiagnose.

Beispiel 3

Ein Patient mit Leber- und Knochenmetastasen eines Rektumkarzinoms wird zur perkutanen Radiofrequenzablation der Lebermetastase aufgenommen.

HD: C78.7	Sekundäre bösartige Neubildung der Leber und der intrahepatischen Gallengänge
ND: C20	Bösartige Neubildung des Rektums
5-501.93	Lokale Exzision und Destruktion von erkranktem Gewebe der Leber (atypische Leberresektion): Destruktion, lokal, durch Radiofrequenzablation: Perkutan

Die Knochenmetastasen werden nur dann als Nebendiagnose kodiert, wenn diese die Definition der Nebendiagnose erfüllen.

Wird ein Patient wegen einer Komplikation entweder aufgrund der bekannten malignen Erkrankung oder aufgrund der Therapie dieser malignen Erkrankung aufgenommen, gelten nach dem Spruch des Schlichtungsausschusses Bund nach § 17c Abs. 3 KHG von 2016 (https://www.dkgev.de/fileadmin/default/Beschluss_Schlichtungsausschuss_Bund_gem.____17c_Abs._3__KHG.pdf) folgende Regeln:

- Wenn ausschließlich eine einzelne Komplikation behandelt wird, wird die Komplikation zur Hauptdiagnose.
- Wenn mehrere Komplikationen behandelt oder mehrere Maßnahmen im Zusammenhang mit der Malignombehandlung durchgeführt werden, ist das Malignom die Hauptdiagnose.

Es ist darauf zu achten, dass das Schlichtungsurteil nur Anwendung findet, wenn die stationäre Aufnahme aufgrund des Tumors oder der Komplikationen des Tumors erfolgte. Erfolgte die stationäre Aufnahme aus einem anderen Grund (z. B. Ulcus ventriculi), welcher nicht mit dem Tumor in Verbindung steht, und es wurde sich beispielsweise nach der Ulkustherapie entschieden, noch im gleichen Aufenthalt ein Staging-CT durchzuführen und den Casus im Tumorboard zu besprechen, ist das Schlichtungsurteil *nicht* anzuwenden. Im genannten Fall wäre das Ulcus ventriculi die Hauptdiagnose. Siehe auch weitere Entscheidungen des Schlichtungsausschusses: KDE 134 und KDE 231, 357 und 583.

Beispiel 4

Eine Patientin mit einem lokal fortgeschrittenen Magenkarzinom und dadurch bedingten Gallengangsverschluss wird mit einem Gallengangsstent versorgt.

HD: K83.1	Verschluss des Gallenganges
ND: C16.3	Bösartige Neubildung: Antrum pyloricum
1-640	Diagnostische retrograde Darstellung der Gallenwege
5-513.1	Endoskopische Operationen an den Gallengängen: Inzision der Papille (Papillotomie)
5-513.f0	Endoskopische Operationen an den Gallengängen: Einlegen von nicht selbstexpandierenden Prothesen: 1 Prothese

---

Beispiel 5

Wenn im gleichen Aufenthalt zusätzlich ein Computertomogramm zum Staging durchgeführt wird, wird das Malignom zur Hauptdiagnose.

HD: C16.3	Bösartige Neubildung: Antrum pyloricum
ND: K83.1	Verschluss des Gallenganges
1-640	Diagnostische retrograde Darstellung der Gallenwege
5-513.1	Endoskopische Operationen an den Gallengängen: Inzision der Papille (Papillotomie)
5-513.f0	Endoskopische Operationen an den Gallengängen: Einlegen von nicht selbstexpandierenden Prothesen: 1 Prothese
3-225	Computertomographie des Abdomens mit Kontrastmittel

3.3 Erkrankungen des Ösophagus

Erkrankungen des Ösophagus finden sich im ICD-Verzeichnis unter K20–K23 oder auch in Q39 *Angeborene Fehlbildungen des Ösophagus*, unter C15 finden sich die bösartigen Neubildungen des Ösophagus, wie sie im Folgenden aufgeführt sind (siehe Kap. 3.3.4 *Erkrankungen des Ösophagus – Neubildungen*).

3.3.1 Entzündliche Erkrankungen

Entzündungen der Speiseröhre (Ösophagitiden) können nach Ursache und Auslöser unterschiedlich kodiert werden.

K20.0	Eosinophile Ösophagitis
K20.1	Radiogene Ösophagitis
K20.8	Sonstige näher bezeichnete Ösophagitis {Inkl.: Abszess des Ösophagus, Erosion des Ösophagus, Ösophagitis durch chemische Substanzen} {Exkl.: Mit gastroösophagealer Refluxkrankheit Peptische Ösophagitis Refluxösophagitis}
K20.9	Ösophagitis, nicht näher bezeichnet {Ösophagitis o. n. A.}

Für die K20.- *Ösophagitis* besteht ein Exklusivum, nämlich die *Gastroösophageale Refluxkrankheit mit Ösophagitis* (K21.0), die auch als *peptische Ösophagitis* oder *Refluxösophagitis* bezeichnet wird. Ein Kode aus K20.- *Ösophagitis* wird somit nur verwendet, wenn eine Ösophagitis vorliegt, die nicht durch eine gastroösophageale Refluxerkrankung bedingt ist.

Bei Nachweis eines Erregers als Ursache der Ösophagitis wird dieser spezifisch verschlüsselt. Teilweise stehen Kodes zur Verfügung, welche sowohl die Ösophagitis als auch den Erreger beinhalten (z. B. B37.81 *Candida-Ösophagitis*), bei anderen Erkrankungen, wie z. B. einer CMV-Ösophagitis muss die infektiöse

Ursache über die Verwendung weiterer Kodes abgebildet werden (siehe Tabelle).

K20.8	Sonstige näher bezeichnete Ösophagitis
B25.80†	Infektion des Verdauungstraktes durch Zytomegalieviren (CMV)
K23.8*	Krankheiten des Ösophagus bei sonstigen anderenorts klassifizierten Krankheiten

Soll das Vorliegen einer Ösophagusblutung angegeben werden, ist zusätzlich K22.81 zu kodieren (siehe Kap. 3.3.5 *Erkrankungen des Ösophagus – Blutungen*).

Beim Vorliegen eines Ösophagusulkus ist zusätzlich K22.1 zu kodieren.

K22.1	Ösophagusulkus {Inkl.: durch Ingestion von: Arzneimitteln und Drogen, chemischen Substanzen, durch Pilze, peptisch o. n. A., ulzerative Ösophagitis}

3.3.1.1 Gastroösophageale Refluxerkrankung

Die gastroösophageale Refluxerkrankung (GERD von engl.: *G*astro*E*sophageal *R*eflux *D*isease) ist die häufigste organische Oberbaucherkrankung. Die Refluxkrankheit ist definiert als eine Erkrankung, die auftritt, wenn der Rückfluss von Mageninhalt in die Speiseröhre zu Symptomen oder Komplikationen führt, und ist mit dem Leitsymptom „Sodbrennen" verbunden. Der Reflux kann Beschwerden verursachen, ohne dass endoskopische Veränderungen in der Speiseröhre erkennbar sind (Nicht erosive Refluxkrankkeit, NERD, K21.9), kann aber auch eine sichtbare Entzündung der Speiseröhre auslösen (Refluxösophagitis, K21.0). Oft ist eine Hiatushernie mit der Erkrankung vergesellschaftet.

K21.0	Gastroösophageale Refluxkrankheit mit Ösophagitis
K21.9	Gastroösophageale Refluxkrankheit ohne Ösophagitis
K44.9	Hernia diaphragmatica ohne Einklemmung und ohne Gangrän

Sollen Blutungen aus der Speiseröhre – auch auf Grundlage von entzündlichen Erkrankungen – kodiert werden, ist eine zusätzliche Schlüsselnummer (K22.81) zu benutzen (vgl. Kap. 3.3.5).

3.3.1.2 Barrett-Ösophagus

Vom normalen Aufbau abweichende krankhafte Veränderungen der Schleimhaut der unteren Speiseröhre können abhängig von ihrem Schweregrad differenziert kodiert werden. Bei einem kleinen Teil (ca. 10 %) der Patient*innen mit einer Refluxerkrankung bildet sich in der unteren Speiseröhre vom Übergang in den Magen nach oral eine metaplastische Schleimhaut aus, d. h. die normale Schleimhaut verändert ihre Zusammensetzung und aus dem orttypischen Plattenepithel entsteht eine intestinale Schleimhaut mit Becherzellen, wie sie sonst vergleichbar im Darm vorkommt. Diese Metaplasie bezeichnet man als Barrett-Ösophagus.

K22.7 Barrett-Ösophagus

Eine solche Veränderung geht mit einem erhöhten Risiko für die Entwicklung eines Malignoms (Adenokarzinom) einher, abhängig vom Zeitverlauf und weiteren Risikofaktoren. Häufig vollzieht sich die Entwicklung des Karzinoms über Vorstufen (leichtgradige oder hochgradige Dysplasie), welche noch gutartige Epithelveränderungen darstellen. Wird eine Dysplasie histopathologisch nachgewiesen, sollte daher eine gutartige Neubildung verschlüsselt werden.

D13.0 Gutartige Neubildung: Ösophagus

Wird ein Karzinom nachgewiesen, kann dieses noch auf die Mucosa (oberflächliche Schleimhautschicht) begrenzt sein (Carcinoma in situ) oder bereits in tiefere Schichten infiltrieren (invasives Karzinom = bösartige Neubildung).

D00.1 Carcinoma in situ: Ösophagus
C15.2 Bösartige Neubildung: Abdominaler Ösophagus

Die genannten Veränderungen sind, wenn sie noch nicht zu weit fortgeschritten sind, einer differenzierten endoskopischen Therapie mit unterschiedlichen Verfahren zugänglich (vgl. Kap. 5.2.2 bis 5.2.4)

Beispiel 1

Eine Patientin mit einem gesicherten Frühkarzinom der Speiseröhre auf dem Boden eines Barrett-Ösophagus stellt sich zur endokopischen Entfernung vor. Der Befund wird endoskopisch mittels Ösophagoskopie und Chromoendoskopie mit Essigsäure bestätigt und in gleicher Sitzung durch endoskopische Mucosaresektion entfernt:

C15.2	Bösartige Neubildung. Abdominaler Ösophagus
K22.7	Barrett-Ösophagus
1-630.0	Diagnostische Ösophagoskopie: Mit flexiblem Instrument
1-63b	Chromoendoskopie des oberen Verdauungstraktes
5-422-23	Lokale Exzision und Destruktion von erkranktem Gewebe des Ösophagus: Exzision, endoskopisch, Endoskopische Mucosaresektion

Beispiel 2

In der endoskopischen Kontrolle nach 3 Monaten wird kein Karzinom mehr nachgewiesen, in der Biopsie findet sich Barrett-Schleimhaut mit leichtgradiger Dysplasie. Daraufhin wird die Patientin zur Ablation der verbliebenen Barrett-Schleimhaut vorgestellt:

D.13.0	Gutartige Neubildung: Ösophagus
K22.7	Barrett-Ösophagus
1-630.0	Diagnostische Ösophagoskopie: Mit flexiblem Instrument
5-422.55	5-422.55 Lokale Exzision und Destruktion von erkranktem Gewebe des Ösophagus: Destruktion, endoskopisch, durch Radiofrequenzablation

3.3.1.3 Ösophagusstriktur

K22.2	Ösophagusverschluss {Striktur/Stenose Ösophagus}
K91.84	Strikturen nach endoskopischen Eingriffen und Operationen am Verdauungstrakt

Eine Striktur des Ösophagus wird mit K22.2 kodiert. Ist die Striktur durch eine frühere (endoskopische oder operative) Therapie entstanden, ist der Kode K91.84 zusätzlich anzugeben.

Kommt es im Rahmen einer floriden Refluxösophagitis zu einer sekundären peptischen Ösophagusstriktur, d.h. einer entzündlich bedingten Verengung (Stenose) der Speiseröhre, sind folgende Kodes zusammen zu verschlüsseln:

K21.0	Gastroösophageale Refluxkrankheit mit Ösophagitis
K22.2	Ösophagusverschluss {Striktur/Stenose Ösophagus}

Wird der Patient ausschließlich zur Behandlung einer Ösophagusstenose bei Refluxösophagitis aufgenommen, so ist K22.2 als Hauptdiagnose zu kodieren:

HD: K22.2	Ösophagusverschluss {Striktur/Stenose Ösophagus}
ND: K21.0	Gastroösophageale Refluxkrankheit mit Ösophagitis

Tritt eine radiogene Ösophagitis auf, d.h. eine Entzündung der Speiseröhre infolge einer Strahlentherapie, so ist sie mit K20.1 *Radiogene Ösophagitis* zu kodieren (vgl. Kap. 3.3.1). Auf dem Boden dieser Entzündung kann sich eine Striktur entwickeln, die als radiogene Stenose des Ösophagus bezeichnet wird. Hier kommt es zu unterschiedlichen Kombinationen der Kodes, je nachdem, welcher Aspekt der Behandlung im Vordergrund steht.

Beispiel 1

Ein Patient mit Dysphagie, deren Ursache sich im Rahmen der Diagnostik als Ösophaguskarzinom mit Stenose herausstellt, wird untersucht und behandelt:

C15.-	Bösartige Neubildung des Ösophagus
K22.2	Ösophagusverschluss {Striktur/Stenose Ösophagus}

Beispiel 2

Bei o. g. Patienten wird im weiteren Verlauf eine Strahlentherapie durchgeführt, in deren Folge sich eine Stenose als Bestrahlungsfolge ausbildet. Hier ist ein spezifischer Kode verfügbar, sodass der Kode T66 *Nicht näher bezeichnete Schäden durch Strahlung* nicht anzugeben und mit einem entsprechenden Exklusivum belegt ist:

C15.-	Bösartige Neubildung des Ösophagus
K22.2	Ösophagusverschluss {Striktur/Stenose Ösophagus}
K20.1	Radiogene Ösophagitis
K91.88	Sonstige Krankheiten des Verdauungssystems nach medizinischen Maßnahmen, anderenorts nicht klassifiziert

Beispiel 3

Wenn bei einer Patientin die Therapie der Stenose im Vordergrund der Behandlung steht, etwa weil eine endoskopische Dilatation der einzige Grund für die stationäre Behandlung ist, wird die Striktur als Hauptdiagnose verschlüsselt, der zugrunde liegende Tumor als Nebendiagnose. Im folgenden Beispiel wird ein selbst-expandierender Metallstent (SEMS) ohne Antirefluxventil eingesetzt, vgl. Kap. 5.2.6 *Ösophagus – Stenteinlage*:

HD: K22.2	Ösophagusverschluss {Striktur/Stenose Ösophagus}
ND: C15.-	Bösartige Neubildung des Ösophagus
ND: K20.1	Radiogene Ösophagitis

ND: K91.88 Sonstige Krankheiten des Verdauungssystems nach medizinischen Maßnahmen, anderenorts nicht klassifiziert

5-429.j1 Andere Operationen am Ösophagus: Maßnahmen bei selbstexpandierender Prothese: Einlegen oder Wechsel, endoskopisch, eine Prothese ohne Antirefluxventil

Als therapeutische Maßnahme kann aber auch die endoskopische Ballondilatation bzw. die Bougierung erfolgen, vgl. Kap. 5.2.5 *Ösophagus – Dilatation und Bougierung*.

Eine besonders innovative Therapieoption kann bei komplettem benignem Ösophagusverschluss eingesetzt werden, wenn zugleich ein perkutaner Zugang zum Magen mittels PEG-Sonde vorliegt. In diesem Fall kann eine Stenose durch Einsatz zweier Endoskope, von denen eines oral eingeführt und das andere durch den PEG-Sonden-Zugangstrakt in den Magen gebracht und von dort in den Ösophagus bis zur Verschlussstelle geführt wird, therapiert werden, vgl. Kap. 5.2.9 *Ante-retrograde endoskopische Rekonstruktion*.

3.3.2 Funktionelle Erkrankungen

Motilitätsstörungen der Speiseröhre beeinträchtigen den Nahrungstransport aus dem Pharynx in den Magen und können auch unabhängig von der Nahrungsaufnahme Beschwerden verursachen. Die aktuell gebräuchliche Klassifikation der Ösophagusmotilitätsstörungen (Chicago-Klassifikation) deckt sich nicht vollständig mit derjenigen der ICD-10-GM. Prinzipiell werden Störungen des ösophagogastralen Überganges (Funktion des unteren Speiseröhrenschließmuskels) von Störungen der Peristaltik (gerichteter Transport im Muskelschlauch der Speiseröhre) unterschieden. Erstere lassen sich im Wesentlichen dem ICD-Kode K22.0 zuordnen, letztere dem ICD-Kode K22.4. Eine weitere Differenzierung in manometrisch definierte Diagnosen ist dabei nicht möglich.

K22.0 Achalasie der Kardia
{Kardiaspasmus}

K22.4 Dyskinesie des Ösophagus
{Inkl.: diffuse Ösophagusspasmen, Korkenzieherspeiseröhre, Speiseröhrenkrampf}

Wird die Achalasie endoskopisch behandelt, so besteht die Option einer pneumatischen Ballondilatation (5-429.5 *Sprengung der Kardia (transluminal)*), der Injektion mit Botulinumtoxin in den verkrampften Schließmuskel (5-429.e *Endoskopische Injektion* und 6-003.8 *Botulinumtoxin*) oder einer Therapie mittels peroraler endoskopischer Myotomie (POEM: 4-420.06 *Inzision des Ösophagus: Ösophagomyotomie: Endoskopisch* oder 5-420.26 *Inzision des Ösophagus: Ösophago-Gastromyotomie [Kardiomyotomie]: Endoskopisch*), vgl. Kap. 5.2.10 *Perorale endoskopische Myotomie (POEM).*

3.3.3 Anatomische Veränderungen und andere Erkrankungen

3.3.3.1 Zenker-Divertikel

Beim Zenker-Divertikel handelt es sich um ein Pulsionsdivertikel des Hypopharynx (Schlund), das zu einer Schluckstörung führt und Patient*innen bei der Nahrungsaufnahme erheblich beeinträchtigen kann. Etwa 70 % der Ösophagusdivertikel sind Zenker-Divertikel. Eine Therapieoption besteht in der endoskopischen Schwellendurchtrennung (endoskopische Mukomyotomie), die mit einem endoskopischen elektrochirurgischen Messer (z. B. Nadelmesser, ESD-Messer) durchgeführt werden kann, vgl. Kap. 5.2.11 *Zenkerdivertikel.*

K22.5 Divertikel des Ösophagus, erworben

3.3.3.2 Fremdkörper im Ösophagus

Als „Fremdkörper" in der Speiseröhre werden Nahrungsbestandteile sowie absichtlich oder versehentlich verschluckte Gegenstände bezeichnet, die wegen ihrer Größe oder Form den Ösophagus nicht vollständig passieren können und zu einer Obstruktion führen. Die Patient*innen stellen sich meist im Krankenhaus vor, weil sie das Gefühl haben, dass ein Teil des zu sich genommenen Essens oder der Gegenstand in der Speiseröhre „feststeckt", was dann endoskopisch auch bestätigt werden kann. Liegt ein Verschluss der Speiseröhre durch Nahrungsbestandteile vor, spricht man auch von einer Bolusobstruktion.

Im Ösophagus retinierte Fremdkörper können in der Regel endoskopisch entfernt werden.

In Abhängigkeit von der endoskopischen Technik der Fremdkörperbergung (starres versus flexibles Endoskop) sowie der eingesehenen Bereiche des Magen-Darm-Traktes stehen im OPS-Verzeichnis verschiedene Prozedurenkodes zur Verfügung (vgl. Kap. 5.10.5 *Fremdkörperentfernung*).

Ursachen der Fremdkörperretention werden, sofern sie in der endoskopischen Untersuchung diagnostiziert werden oder bekannt sind, ebenfalls kodiert (z.B. eosinophile Ösophagitis, Ösophagusstriktur, Tumorerkrankung).

Beispiel 1

Ein Patient stellt sich über die Notaufnahme mit Dysphagie vor. Er hat das Gefühl, als würde noch ein Stück vom Schaschlik im Hals stecken. Eine endoskopische Entfernung des Bolus kann die Dysphagie beheben, eine eosinophile Ösophagitis ist langjährig bekannt:

HD: T18.1	Fremdkörper im Ösophagus
ND: K20.0	Eosinophile Ösophagitis
8-100.6	Fremdkörperentfernung durch Endoskopie: Durch Ösophagoskopie mit flexiblem Instrument

T18.1 *Fremdkörper im Ösophagus* ist als Hauptdiagnose zu kodieren, wenn der Patient nur wegen des Bolus kommt und der Bolus entfernt wird; die ursächliche Begleiterkrankung, insofern bekannt (z. B. eine eosinophile Ösophagitis), wird dann als Nebendiagnose angegeben.

Beispiel 2

Eine Patientin kommt mit Dysphagie. Sie berichtet, dass ein Schlucken fester Speisen seit Längerem schlechter gehe und sie vermehrt nach dem Essen nachtrinken müsse. Seit der letzten Mahlzeit hat sie hat das Gefühl, als würde noch ein Stück des Steaks im Hals stecken. Die Patientin hat seit dem Ereignis nichts mehr zu sich genommen.

Endoskopisch wird ein Fleischstück in der Speiseröhre gesehen. Eine endoskopische Entfernung des Bolus gelingt zügig. Makroskopisch besteht bei der Spiegelung der Speiseröhre der Verdacht auf eine eosinophile Ösophagitis. Da die Patientin nüchtern ist, erfolgt nach der Bolusentfernung noch eine komplette Endoskopie bis zum Duodenum, um weitere Pathologien auszuschließen. Es werden in der Speiseröhre Biopsien zur Sicherung der Verdachtsdiagnose entnommen. Histopathologisch kann eine eosinophile Ösophagitis bestätigt werden.

HD: K20.0	Eosinophile Ösophagitis
ND: T18.1	Fremdkörper im Ösophagus
8-100.8	Fremdkörperentfernung durch Endoskopie: Durch Ösophagogastroduodenoskopie
1-440.a	Endoskopische Biopsie an oberem Verdauungstrakt, Gallengängen und Pankreas: 1 bis 5 Biopsien am oberen Verdauungstrakt

Die Diagnose der zugrunde liegenden Erkrankung (Eosinophile Ösophagitis) wurde in der Ösophagogastroduodenoskopie gestellt. Der Bolus wurde erfolgreich entfernt. K20.0 *Eosinophile Ösophagitis* ist als Hauptdiagnose und T18.1 *Fremdkörper im Ösophagus* als Nebendiagnose zu kodieren.

3.3.3.3 Ösophagusfistel

Die Ösophagusfistel ist mit K22.80 *Ösophagusfistel* zu kodieren. Liegt eine ösophagotracheale Fistel vor, ist J86.0 *Pyothorax mit Fistel* [Ösophagotracheale Fistel] zu verwenden.

Eine möglicherweise vorliegende Grunderkrankung wird zusätzlich angegeben, z. B. bei neoplastisch bedingter Ösophagusfistel:

K22.80	Ösophagusfistel
C15.1	Bösartige Neubildung: Thorakaler Ösophagus

Eine Ösophagusfistel bei M. Crohn kann wie folgt kodiert werden:

K22.80	Ösophagusfistel
K50.81	Crohn-Krankheit der Speiseröhre

Eine Fistel zwischen Ösophagus und dem pulmonalen System kann in Abhängigkeit der Lokalisation mit verschiedenen Kodes angegeben werden:

J86.03	Pyothorax mit ösophagotrachealer Fistel {Ösophagotracheale Fistel}
J86.04	Pyothorax mit ösophagopleuraler Fistel
J86.05	Pyothorax mit sonstiger ösophagealer Fistel {Ösophagobronchiale Fistel, Ösophagopulmonale Fistel}

Eine ösophagotracheale Fistel bei Tuberkulose kann wie folgt kodiert werden; zum Kreuz-Symbol (†) und Stern-Symbol (*), (siehe Kap. 3.1 *Verschlüsselung von Krankheiten – Allgemein*):

J86.03	Pyothorax mit ösophagotrachealer Fistel
A18.8†	Tuberkulose sonstiger näher bezeichneter Organe {Ösophagus}
K23.0*	Tuberkulose des Ösophagus

3.3.4 Neubildungen

Bösartige Neubildung des Ösophagus werden mit C15.- kodiert. Es stehen zwei Subklassifikationen zur Auswahl:

.0–.2	nach der anatomischen Bezeichnung
.3–.5	nach dem Drittel der Länge

Es wird absichtlich von dem Grundsatz abgewichen, dass die Kategorien einander ausschließen sollten, da beide Einteilungen verwendet werden, die daraus resultierenden anatomischen Unterteilungen jedoch nicht übereinstimmen.

C15.0	Bösartige Neubildung: Zervikaler Ösophagus
C15.1	Bösartige Neubildung: Thorakaler Ösophagus
C15.2	Bösartige Neubildung: Abdominaler Ösophagus
C15.3	Bösartige Neubildung: Ösophagus, oberes Drittel
C15.4	Bösartige Neubildung: Ösophagus, mittleres Drittel
C15.5	Bösartige Neubildung: Ösophagus, unteres Drittel
C15.8	Bösartige Neubildung: Ösophagus, mehrere Teilbereiche überlappend

Selten vorkommende Metastasen von Tumoren anderer Organe in den Ösophagus können nicht spezifisch, sondern lediglich unspezifisch mit folgendem Kode kodiert werden: C78.8 *Sekundäre bösartige Neubildung sonstiger und nicht näher bezeichneter Verdauungsorgane*. Eine Infiltration des Ösophagus beispielsweise durch ein Bronchialkarzinom wird nicht als Metastase verschlüsselt, sondern mit dem Kode für den Primärtumor.

3.3.5 Blutungen

Seit der ICD-Version 2019 steht mit dem Kode K22.81 ein spezifischer OPS zur Kodierung der Ösophagusblutung zur Verfügung. Mit der ICD-Version 2024 wurde nun noch ein klärendes Exklusivum für den ICD-Kode K92.2 *Gastrointestinale Blutung, nicht näher bezeichnet* eingefügt, damit klar wird, dass im Falle der Ösophagusblutung der Kode K22.81 kodiert werden muss.

Sollen Blutungen aus der Speiseröhre auf Grundlage von Erkrankungen (beispielsweise entzündlichen) kodiert werden, ist K22.81 *Ösophagusblutung* als zusätzliche Schlüsselnummer zu benutzen.

Beispiel

Blutung bei Mallory-Weiss-Syndrom

K22.6	Mallory-Weiss-Syndrom {Schleimhautrisse in der Kardiaregion mit Hämorrhagie}
K22.81	Ösophagusblutung

Das Inklusivum beim Kode K22.6 *Schleimhautrisse in der Kardiaregion mit Hämorrhagie* ist kein eingrenzendes Inklusivum, sondern erwähnt eine Entität, die auch mit K22.6 zu kodieren ist. Da allerdings nicht jedes Mallory-Weiss-Syndrom mit einer Blutung einhergeht, ist der Kode K22.81 zusätzlich zu kodieren, um eine Blutung zum Ausdruck zu bringen.

Die Ösophagus- und/oder Magenvarizenblutung bei bekannter Lebererkrankung ist über eine Kreuz-Stern-Diagnosekombination zu kodieren (I98.3* *Ösophagus- und Magenvarizen bei anderenorts klassifizierten Krankheiten, mit Angabe einer Blutung*, siehe Kap. 3.8.1.2 *Ösophagus und Magenvarizen(blutung)*).

Der Kode I85.0 *Ösophagusvarizen mit Blutung* ist nur zu verwenden, wenn die Varizen nicht ursächlich durch eine andere, spezifisch zu verschlüsselnde Erkrankung bedingt sind.

Weitere Ausführungen zur gastrointestinalen Blutung finden sich in Kap. 3.8.1 *Gastrointestinale (GI-)Blutung*.

3.4 Erkrankungen des Magens

Die Erkrankungen des Magens finden sich im ICD-Verzeichnis unter den Kodes K31, K29, K25 oder auch in Q40.0–.3, bösartige Neubildungen des Magens unter C16.

3.4.1 Entzündliche Erkrankungen des Magens und Duodenums

Das Magengeschwür (Ulcus ventriculi), Zwölffingerdarmgeschwüre (Ulcus duodeni) und die Magenschleimhautentzündung (Gastritis) sind häufige Erkrankungen des oberen Gastrointestinaltraktes. Wegen ihrer pathophysiologischen und klinischen Gemeinsamkeiten werden Ulcus ventriculi, Ulcus duodeni und Ulcus pepticum jejuni hier gemeinsam unter dem Kapitel „Erkrankungen des Magens" behandelt, auch wenn verschieden Organsysteme betroffen sind. Dies entspricht auch der Systematik des ICD-Verzeichnisses. Für für die zuletzt genannten Erkrankungen stehen folgende Kodes zur Verfügung:

K25.-	Ulcus ventriculi
K26.-	Ulcus duodeni
K27.-	Ulcus pepticum, Lokalisation nicht näher bezeichnet
K28.-	Ulcus pepticum jejuni
K29.-	Gastritis und Duodenitis

Wichtig ist die Anmerkung, die der Gruppe K20–K31 vorangestellt ist. Bei den Schlüsselnummern K25–K28 werden mit der 4. Stelle weitere endoskopische bzw. klinische Merkmale der Ulcera verschlüsselt. Differenziert wird dabei zwischen akuten und chronischen Ulcera sowie bzgl. des Vorliegens einer Blutung oder einer Perforation.

-.0	Akut, mit Blutung
-.1	Akut, mit Perforation
-.2	Ulcus pepticum, Lokalisation nicht näher bezeichnet
-.3	Akut, mit Blutung und Perforation
-.4	Akut, ohne Blutung oder Perforation
-.5	Chronisch oder nicht näher bezeichnet, mit Blutung
-.6	Chronisch oder nicht näher bezeichnet, mit Perforation
-.7	Chronisch oder nicht näher bezeichnet, mit Blutung und Perforation
-.8	Chronisch, ohne Blutung oder Perforation
-.9	Weder als akut noch als chronisch bezeichnet, ohne Blutung oder Perforation

Ein **akutes** Ulcus erscheint endoskopisch eher flach in Bezug auf das Schleimhautniveau, der Rand weist Gefäßinjektionen und die Umgebung ein entzündliches Erythem und Ödem auf. Ein **chronisches** Ulcus erscheint häufig eingesunken (exkaviert) in Bezug auf das Schleimhautniveau, das entzündliche Erythem ist gering ausgeprägt und es weist häufig einen indurierten, erhabenen Randwall auf.

Hinsichtlich des Merkmals **Blutung** ist es weniger entscheidend, ob zum Zeitpunkt der Endoskopie eine aktive Blutung vorliegt, sondern vielmehr, ob das Ulcus plausibel als Ursache einer klinisch diagnostizierten oberen gastrointestinalen Blutung verantwortlich gemacht werden kann (ausführlich beschrieben in Kap. 3.8.1 *Gastrointestinale (GI-)Blutung*).

Eine **Perforation** lässt sich in der Regel endoskopisch und bildgebend eindeutig diagnostizieren.

Mit der Schlüsselnummer K29.- lassen sich die endoskopisch sehr häufig diagnostizierten Entzündungen von Magen und Duodenum abbilden. Durch die 4. Stelle wird die Gastritis in akute und chronische Verlaufsform sowie solche mit spezifischer Ätiologie differenziert.

K29.- Gastritis und Duodenitis

Eine **akute Gastritis** ist häufig symptomatisch durch Oberbauchbeschwerden wie Schmerzen, Übelkeit oder Inappetenz und kann durch entzündlich bedingte flache Läsionen der Schleimhautoberfläche (Erosionen) zu Blutungen führen.

K29.0 Akute hämorrhagische Gastritis
{Akute (erosive) Gastritis mit Blutung}

K29.1 Sonstige akute Gastritis

Eine **chronische Gastritis** wird besonders häufig endoskopisch und histopathologisch diagnostiziert, verläuft aber in der Regel asymptomatisch. Die klassische histopathologische Unterteilung in Gastritis Typ A (autoimmun bedingt, chronisch atrophisierend), Typ B (bakteriell bedingt, fast synonym mit H. pylori-Gastritis) und Typ C (chemisch-reaktiv, z. B. NSAR oder Gallereflux) findet sich so explizit in der ICD-10-GM nicht wieder. Die Typ A-Gastritis hat den spezifischen Kode K29.4; Typ B- und Typ C-Gastritis werden laut alphabetischem Verzeichnis gleichermaßen dem Kode K29.5 zugeordnet.

K29.3 Chronische Oberflächengastritis
K29.4 Chronische atrophische Gastritis
{Magenschleimhautatrophie}
K29.5 Chronische Gastritis, nicht näher bezeichnet
{Chronische Gastritis

- Antrum
- Fundus}

Die Helicobacter pylori-Infektion äußert sich meist in einer chronischen Gastritis, die zu einer Ulkuskrankheit führen kann. So ist die Mehrzahl aller Duodenalulzera als Folgekrankheit der Helicobacter-Infektion anzusehen. Diesem Sachverhalt wird, bei Nachweis einer Infektion mit Helicobacter pylori, durch eine kombinierte Kodierung Rechnung getragen:

K29.5 Chronische Gastritis, nicht näher bezeichnet
B98.0! Helicobacter pylori [H. pylori] als Ursache von Krankheiten, die in anderen Kapiteln klassifiziert sind

K26.3 Ulcus duodeni: Akut, ohne Blutung oder Perforation
B98.0! Helicobacter pylori [H. pylori] als Ursache von Krankheiten, die in anderen Kapiteln klassifiziert sind

Der Kode B98.0! kann auch bei anderen Kodes aus der Gruppe K29.7 *Gastritis, nicht näher bezeichnet* als Sekundärkode verwendet werden (Ausnahme: K29.2 *Alkoholgastritis*).

Unter die Kategorie der **Gastritis mit spezifischer Ätiologie** fällt gesondert die Alkoholgastritis. Daneben werden als Stichworte eine Reihe sehr seltener Formen der Gastritis gelistet. Etwas unerwartet findet sich hier auch die **akute Magenerosion**, die sehr häufig vorkommt, zu Blutungen führen kann und vom akuten Magenulcus unterschieden werden muss (vgl. Exklusivum unter K25.-). Erosionen sind oberflächliche Läsionen, die nur die Schleimhautoberfläche (Tela mucosa) betreffen. Ulcera dringen in tiefere Schichten (Tela submucosa) vor und können daher z. B. auch größere Blutgefäße erreichen, die in der Mucosaschicht nicht vorkommen.

K29.2 Alkoholgastritis
K29.6 Sonstige Gastritis
{Gastropathia hypertrophica gigantea
Granulomatöse Gastritis
Magenerosion (akut)
Ménétrier-Syndrom [Hypertrophische Gastropathie Ménétrier]}

Die Kombination einer Gastritis mit der weiter oben beschriebenen Ulkuskrankheit ist sehr häufig. Liegt ein gastrales Ulkus auf dem Boden einer Gastritis vor, so ist wie folgt zu kodieren (DKR 1103):

K25.- *Ulcus ventriculi*
vor
K29.- *Gastritis und Duodenitis*

3.4.2 Anatomische Veränderungen, funktionielle Störungen und andere Erkrankungen

Viele Kodes aus dem Abschnitt K31 haben eher deskriptiven Charakter, um endoskopische oder bildgebende Befunde abzubilden und stellen dann keine eigenständigen Erkrankungen dar. Es stehen folgende Kodes zur Verfügung:

K31.0 Akute Magendilatation
K31.10 Hypertrophische Pylorusstenose beim Erwachsenen
K31.11 Entzündliche Pylorusstenose beim Erwachsenen

K31.12	Pylorusstenose beim Erwachsenen durch Kompression und Infiltration {Pylorusstenose beim Erwachsenen durch Neubildungen am Magen, Duodenum und Pankreas}
K31.18	Sonstige und nicht näher bezeichnete Magenausgangsstenose beim Erwachsenen
K31.2	Sanduhrförmige Striktur und Stenose des Magens
K31.3	Pylorospasmus, anderenorts nicht klassifiziert
K31.4	Magendivertikel
K31.6	Fistel des Magens und des Duodenums
K31.88	Sonstige näher bezeichnete Krankheiten des Magens und des Duodenums
K91.1	Syndrome des operierten Magens
T18.2	Fremdkörper im Magen

3.4.3 Neubildungen

Neubildungen (Neoplasien) des Magens können in frühe Neoplasien, die noch nicht bösartig sind, und bösartige Neoplasien unterschieden werden. Frühe Neoplasien werden mit folgenden Kodes verschlüsselt:

D13.1	Gutartige Neubildung: Magen
D00.2	Carcinoma in situ: Magen
K31.7	Polyp des Magens und des Duodenums {Inkl.: Hyperplastischer Polyp Exkl.: Adenomatöser Polyp des Magens (D13.1) Exkl.: Adenomatöser Polyp des Duodenums (D13.2)}

Der Kode D13.1 meint hierbei das Adenom im engeren Sinne, das unter K31.7 explizit ausgenommen ist.

Die bösartigen Neubildungen des Magens folgen der anatomischen Zuordnung zu vier histologisch und funktionell unterschiedlichen Abschnitten. Man unterscheidet: die Kardia, in welche die Speiseröhre einmündet; den Fundus, den großkurvaturseitig neben der Kardia gelegenen und nach oben gewölbten Abschnitt; das Korpus, das dem zentral gelegenen Magenkörper entspricht und den Hauptteil des Organs ausmacht; den Ausgang des Magens mit dem Antrum, dem Canalis pyloricus („Pars praepylorica") und dem Pylorus, dem sogenannten Magenpförtner (Schließmuskel des Magens), der die funktionelle Barriere zum Zwölffingerdarm darstellt.

Am Speiseröhrenausgang und Mageneingang unterscheidet man bei den sogenannten AEG-Tumoren (Adenokarzinom des ösophagogastralen Übergangs) je nach Lokalisation drei verschiedene Typen:

- AEG I: Adenokarzinom des distalen Ösophagus (Tumorzentrum zwischen 1 und 5 cm oberhalb der Z-Linie) (syn. Barrettkarzinom, siehe Kap. 3.3.1.2 *Barrett-Ösophagus*)
- AEG II: Kardiakarzinom im eigentlichen Sinne (Tumorzentrum 1 cm oral bis 2 cm aboral der Z-Linie)
- AEG III: subkardiales Magenkarzinom (Tumorzentrum zwischen 2 und 5 cm aboral der Z-Linie); hier ist die Abgrenzung zum eigentlichen Magenkarzinom zu treffen.

Diese Einteilung beruht auf der Lagebeziehung des Zentrums bzw. des Hauptteils der Tumorerkrankung zum gastroösophagealen Übergang. Die Ausdifferenzierung findet sich im ICD-Verzeichnis nur bedingt bzw. implizit wieder: AEG I befinden sich im Bereich der Speiseröhre und sollten als C15.2 *Bösartige Neubildung: Abdominaler Ösophagus* bzw. C15.5 *Bösartige Neubildung: Ösophagus, unteres Drittel* (siehe Kap. 3.3.4 *Erkrankungen des Ösophagus – Neubildungen*) kodiert werden, AEG II bezeichnen die eigentlichen Kardiakarzinome und finden sich daher unter C16.0 *Bösartige Neubildung: Kardia*, während AEG III je nach Wachstumsmuster eher als Karzinome des Fundus ventriculi (C16.1 *Bösartige Neubildung: Fundus ventriculi*) oder Corpus ventriculi (C16.2 *Bösartige Neubildung: Corpus ventriculi*) angesehen werden sollten.

Die Zuordnung der übrigen bösartigen Magenkarzinome orientiert sich wie üblich an der Lokalisation der Tumorerkrankung:

C16.0 Bösartige Neubildung: Kardia
C16.1 Bösartige Neubildung: Fundus ventriculi
C16.2 Bösartige Neubildung: Corpus ventriculi
C16.3 Bösartige Neubildung: Antrum pyloricum
C16.4 Bösartige Neubildung: Pylorus
C16.5 Bösartige Neubildung: Kleine Kurvatur des Magens, nicht näher bezeichnet
{Kleine Kurvatur des Magens, nicht unter C16.1–C16.4 klassifizierbar}
C16.6 Bösartige Neubildung: Große Kurvatur des Magens, nicht näher bezeichnet
C16.8 Bösartige Neubildung: Magen, mehrere Teilbereiche überlappend

Die neuroendokrinen Tumoren des Magens werden klassifikatorisch ebenfalls zu den bösartigen Tumoren gerechnet, auch wenn dies aus klinischer und pathologischer Perspektive nicht in jedem Fall einleuchtet.

Selten vorkommende Metastasen von Tumoren anderer Organe in den Magen können nicht spezifisch, sondern lediglich unspezifisch mit dem Kode C78.8 *Sekundäre bösartige Neubildung sonstiger und nicht näher bezeichneter Verdauungsorgane* kodiert werden.

3.4.4 Blutungen

Für die Blutungen aus Läsionen des Magens existieren einige spezifische Kodes, die die Blutung bereits beinhalten:

K29.0 Akute hämorrhagische Gastritis
K25.0 Ulcus ventriculi: Akut, mit Blutung
K25.2 Ulcus ventriculi: Akut, mit Blutung und Perforation
K25.4 Ulcus ventriculi: Chronisch oder nicht näher bezeichnet, mit Blutung
K25.6 Ulcus ventriculi: Chronisch oder nicht näher bezeichnet, mit Blutung und Perforation

Bei anderen Blutungsquellen müssen die Blutungsmanifestationen zusätzlich angegeben werden. Detaillierte Ausführungen zur gastrointestinalen Blutung finden sich im übergreifenden Kap. 3.8.1 *Gastrointestinale (GI-) Blutung*.

3.5 Erkrankungen des Dünn- und Dickdarmes

3.5.1 Neoplasien des Dickdarms

3.5.1.1 Allgemein

Neoplasien des Dickdarms werden je nach Lokalisation – also dem Darmabschnitt, in dem sie vorkommen – und nach der Dignität (entsprechend des histopathologischen Befundes bzw. gemäß modifizierter Wien-Klassifikation) kodiert. Mit Neoplasie werden hierbei alle histologischen Arten bezeichnet, d.h. sowohl gut- als auch bösartige Darmwandveränderungen. Der Begriff ‚Polyp' per se bezeichnet lediglich eine Ausstülpung aus der Schleimhaut und unterscheidet ebenso nicht zwischen hyperplastischen, gutartigen (z.B. Adenom) oder bösartigen (malignen) Veränderungen (Neoplasien). Erst mit der histopathologischen Untersuchung werden die Polypen entsprechend ihrer Eigenschaften in gut- und bösartige Neoplasien klassifiziert (modifizierte Wien-Klassifikation).

Modifizierte Wien-Klassifikation der gastrointestinalen epithelialen Neoplasien: (Stolte, M. 2001. Die neue „Wien-Klassifikation der epithelialen Neoplasien des Gastrointestinaltrakts". Pathologe 22, 4–12)		**Vorgeschlagene Kodierung für das Kolon**
Kategorie 1	Keine Neoplasie/ hyperplastischer Polyp	K63.5
Kategorie 2	„Indefinite" für Neoplasie	D12.-
Kategorie 3	Geringgradige intraepitheliale Neoplasie (LGIEN) der Schleimhaut (Adenom mit Low-grade-Dysplasie)	D12.-
Kategorie 4	Hochgradige intraepitheliale Neoplasie (HGIEN) der Schleimhaut	

Modifizierte Wien-Klassifikation der gastrointestinalen epithelialen Neoplasien: (Stolte, M. 2001. Die neue „Wien-Klassifikation der epithelialen Neoplasien des Gastrointestinaltrakts". Pathologe 22, 4-12)		**Vorgeschlagene Kodierung für das Kolon**
4.1	Adenom mit schwerer Dysplasie (High-grade)	D12.-
4.2	Carcinoma in situ	D01.-
4.3	Verdacht auf ein invasives Karzinom	C18.–C21.-
4.4	intramukosales Karzinom	C18.–C21.-
Kategorie 5	Submukosales invasives Karzinom [Karzinom mit Invasion der Submukosa, d. h. Durchbrechen der Lamina muscularis mucosae; Frühkarzinom: T1; fortgeschrittene Karzinome > T1]	C18.–C21.-

Hyperplastische Polypen (Wien-Kategorie 1) werden mit K63.5 *Polyp des Kolons* kodiert.

Histologisch mit Wien-Kategorie 2 klassifizierte Adenome sowie Adenome mit geringgradigen Neoplasien der Kategorie 3 werden mit den ICD-Kodes aus dem Kapitel D12.- *Gutartige Neubildung des Kolons, des Rektums, des Analkanals und des Anus* entsprechend der Lokalisation im jeweiligen Dickdarmabschnitt abgebildet.

Die Kodierung der histopathologischen Befunde, die in die Kategorie 4 der modifizierten Wien-Klassifikation fallen, kann eine Herausforderung sein. Die Abgrenzung zur Kategorie 5 besteht im Durchbrechen der Lamina muscularis mucosae, eine schmale Muskelfaserschicht unterhalb der Schleimhaut (Epithel/Mukosa), die die Mukosa von der Submukosa trennt. Erst unterhalb dieser Schicht kommen Lymphgefäße vor, sodass erst bei diesen Tumoren, die diese oberflächliche Schicht durchbrechen, eine Metastasierung des Tumors eintreten kann – und erst dann fallen diese Tumore in die Kategorie 5.

Entsprechend der aktuellen DGVS-S3-Leitlinie „Kolorektales Karzinom" (2025, S. 104) lässt sich das intramukosale Karzinom (= Wien-Kategorie 4.4) von einem high-grade Ademom (= Wien-Kategorie 4.1) histologisch unterscheiden. Sowohl das intramukosale Karzinom als auch das high-grade Adenom metastasieren jedoch nicht und werden aufgrund dieser Eigenschaft und der daraus fehlenden klinischen Relevanz beide als high-grade intraepitheliale Neoplasie (HGIEN) eingestuft. Die Kodierung orientiert sich jedoch nicht an der klinischen Relevanz, sondern an der histologischen Einteilung. Das intramukosale Karzinom erfüllt nach allgemeiner pathologischer Auffassung die Definition einer bösartigen Neubildung und wird demnach als C18.- bis C21.- *Bösartige Neubildung* verschlüsselt. Das high-grade Adenom wird als gutartige Neubildung verschlüsselt.

Zu beachten ist auch, dass in den Befundberichten mitunter von einer ‚high risk' oder einer ‚low risk' Situation gesprochen wird, wenn frühe Karzinome des Darmes beschrieben werden. Diese Begriffe beziehen sich nicht auf die Graduierung der Dignität der Neoplasie (LGIEN oder HGIEN), sondern bezeichnen die klinische Risikokonstellation der betroffenen Patient*innen entsprechend weiterer pathologischer Kriterien entsprechend der Leitlinie zum Kolonkarzinom (DGVS-S3-Leitlinie „Kolorektales Karzinom" (2025, S. 111–112).

Werden mehrere Polypen oder Adenome in den verschiedenen Abschnitten des Dickdarms histologisch diagnostiziert und/oder entfernt, sind diese einzeln je nach Lokalisation mit den entsprechenden ICD-Kodes zu kodieren (siehe Beispiel). Der ICD-Kode D12.6 *Gutartige Neubildung: Kolon, nicht näher bezeichnet* ist in dieser Konstellation nicht zu empfehlen. Im ICD-Verzeichnis sind unter D12.6 Beispiele wie eine Adenomatose oder hereditäre Polyposis coli aufgeführt. Diese Erkrankungen sind eigenständige, genetisch definierte Krankheitsbilder, welche nicht per se mit dem Vorkommen von mehreren Polypen im Dickdarm gleichzusetzen sind. Bezüglich der Kodierung der Polyposis coli ist auf ein separates Kapitel zu verweisen (siehe Kap. 3.5.1.2 *Familäre adenomatöse Polyposis*).

Aufbau der Wandschichten im Gastrointestinaltrakt

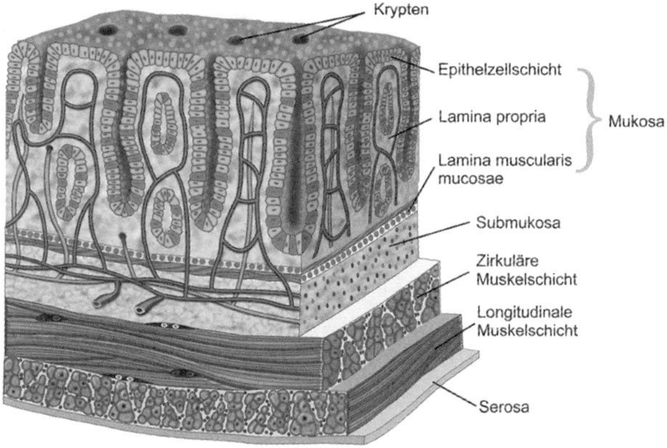

Quelle: © ilusmedical/Shutterstock.com

Bei der Kodierung der Prozedur *Polypektomie* (OPS) wird zwischen einer Polypektomie im Dünn- oder im Dickdarm unterschieden. Die Histologie der Polypen spielt bei der Kodierung der Prozedur keine Rolle. Relevant sind bei den OPS allerdings die Anzahl und der Durchmesser der abgetragenen Polypen bzw. Adenome. Das heißt: Der OPS-Kode für die Polypektomie unterscheidet sich in der letzten Stelle nach der Anzahl der abgetragenen Polypen. Zusätzlich ist bei Polypen größer/gleich 2 cm Durchmesser bei den Prozedurenkodes der Zusatzkode *Anzahl der Polypen mit mindestens 2 cm Durchmesser* 5-451.b- (Dünndarm) bzw. 5-452.a- (Dickdarm) zusätzlich zur Polypektomie aufzuführen. An der letzten Stelle geben diese beiden Kodes die Anzahl der Polypen mit mindestens 2 cm Durchmesser an, welche abgetragen wurden. Diese Kodes sind Zusatzkodes, welche zusätzlich zur Polypektomie am Dünndarm (5-451.7-, 5-451.8-, 5-451.c) bzw. am Dickdarm (5-452.6-, 5-452.7-, 5-452.b-) angegeben werden. Diese Kodes spiegeln den erheblichen höheren therapeutischen Aufwand der Polypektomie bei großen Polypen wider und sind seit 2025 in bestimmten Konstellationen erlösrelevant.

Beispiel

Koloskopie mit Beurteilung des gesamten Kolons. Das Ileum wird intubiert. Es erfolgt eine Polypektomie mit der Schlinge von je einem Polypen im Colon ascendens, Colon transversum und Colon sigmoideum. Der Polyp im Colon transversum hat einen Durchmesser von 2,5 cm. In der histopathologischen Aufarbeitung entsprechen alle Polypen einem Adenom mit einer intraepithelialen hochgradigen Neoplasie Wien 4.1.

D12.3	Gutartige Neubildung: Colon transversum
D12.5	Gutartige Neubildung: Colon sigmoideum
D12.2	Gutartige Neubildung: Colon ascendens
1-650.2	Diagnostische Koloskopie: Total, mit Ileoskopie
5-452.62	Lokale Exzision und Destruktion von erkranktem Gewebe des Dickdarmes: Exzision, endoskopisch, einfach (Push-Technik): Polypektomie von mehr als 2 Polypen mit Schlinge
5-452.a0	Lokale Exzision und Destruktion von erkranktem Gewebe des Dickdarmes: Anzahl der Polypen mit mindestens 2 cm Durchmesser: 1 Polyp

Thermische Maßnahmen wie z. B. eine Elektrokoagulation zur Blutstillung sind Teil der Prozedur *Polypektomie mit Schlinge* und werden nicht durch einen separaten OPS-Kode erfasst.

Hinw.: Die endoskopische Entfernung von Polypen des Darms umfasst ein breites Spektrum von Techniken (z. B. Polypektomie, endoskopische Mukosaresektion (Abk.: EMR), endoskopische submukosale Dissektion (Abk.: ESD), Vollwandresektion (Abk.: FTRD oder EFTR) und andere) und behandelt eine große Varianz von verschiedenen Polypen. Je nach Größe, Anzahl, Lage im Kolon und der Anatomie des jeweiligen Darms kann die Entfernung aufwändig sein und über eine Stunde Zeit brauchen oder in wenigen Minuten erledigt sein. Das Komplikationsrisiko ist entsprechend unterschiedlich und wird noch dazu von der Komorbidität der Patient*innen beeinflusst.

Mit Inkrafttreten des Vertrags für das ambulante Operieren (AOP) 2023 werden Prozeduren, die im AOP-Katalog enthalten sind, vermehrt seitens der Kostenträger geprüft, wenn sie stationär durchgeführt werden. Werden Patient*innen stationär zur Polypektomie aufgenommen, ohne dass ein entsprechender Kontextfaktor oder eine klinische Konstellation die Aufnahme rechtfertigt, muss die stationäre Aufnahme zum Aufnahmezeitpunkt, spätestens mit Rechnungslegung der Krankenkasse fallindividuell begründet werden. Daher ist es in diesen Fällen empfehlenswert, vor der Krankenhausaufnahme die Indikationen für die vollstationäre Behandlung sorgfältig zu prüfen und zu dokumentieren. Zudem muss der (post-)interventionelle Überwachungsaufwand umfassend dokumentiert werden. Darüber hinaus schützt das Vorliegen von Kontextfaktoren nicht vor einer Prüfanfrage der Krankenkassen nach Abrechnung des Behandlungsfalles, sodass eine lückenlose Dokumentation des stationären Behandlungsaufwands essenziell ist.

3.5.1.2 Familiäre adenomatöse Polyposis

Die Kodierung der familiären adenomatösen Polyposis (FAP) erfolgt je nach Familienanamnese. Es wird unterschieden, ob bereits ein Malignom bei Familienangehörigen diagnostiziert wurde oder nicht.

Kodierung ohne bekanntes Malignom in der Familienanamnese:

D12.6	Gutartige Neubildung: Kolon, nicht näher bezeichnet {Adenomatose des Kolons, Dickdarm o. n. A., Polyposis coli (hereditär)}
Z83.7	Krankheiten des Verdauungssystems in der Familienanamnese

Sofern bei den Angehörigen bereits ein Malignom diagnostiziert wurde, ist wie folgt zu kodieren:

D12.6	Gutartige Neubildung: Kolon, nicht näher bezeichnet {Adenomatose des Kolons, Dickdarm o. n. A., Polyposis coli (hereditär)}
Z80.0	Bösartige Neubildung der Verdauungsorgane in der Familienanamnese

3.5.1.3 Peutz-Jeghers-Sydrom

Das Peutz-Jeghers-Syndrom ist eine seltene, genetisch bedingte und autosomal-dominant vererbte gastrointestinale Polypose. Typisch für die Erkrankung sind multiple Polypen im Magen-Darm-Trakt. Dabei handelt es sich histopathologisch nicht um klassische Polypen oder Adenome, sondern um Hamartome, d.h. glatte Muskelzellen mit Drüsengewebe.

Kodierung des Peutz-Jeghers-Syndrom:

Q85.8 Sonstige Phakomatosen, anderenorts nicht klassifiziert

3.5.1.4 Sessil serratierte Polypen und gemischte Polypen

Serratierte Läsionen werden unterteilt in hyperplastische Polypen, sessile serratierte Adenome (SSA), traditionell serratierte Adenome (TSA) und gemischte Polypen.

Sessil serratierte Adenome (SSA) entsprechen in der Kodierung Adenomen und sind demzufolge mit D12.- *Gutartige Neubildung: Colon* zu verschlüsseln. SSA dürfen nicht mit hyperplastischen Polypen verwechselt werden. Aufgrund der ähnlichen, aber nicht gleichen Morphologie wurden SSA vermutlich längere Zeit als hyperplastische Polypen falsch klassifiziert. Heute ist jedoch bekannt, dass hyperplastische Polypen *nicht-neoplastische Läsionen* sind, wohingegen SSA neoplastische Veränderungen darstellen, welche Vorläufer eines Kolonkarzinoms sein können (sog. „serratierter Karzinogeneseweg"). Sessil serratierte Adenome befinden sich meist im rechtsseitigen Kolon, sind typischerweise > 5 mm und flach bzw. flach-erhaben.

„Gemischte Polypen" oder „mixed Polypen" enthalten Anteile von serratierten Adenomen, hyperplastischen Polypen und tubulären, tubulo-villösen oder villösen Adenomen. Daher sollten mixed Polypen ebenfalls wie Adenome mit D12.- *Gutartige Neubildung: Colon* kodiert werden.

Zu unterscheiden von einzelnen serratierten Polpyen ist das serratiertes Polyposis-Syndrom (SPS). Die aktuelle WHO-Definition für die Diagnose einer serratierten Polyposis (serratiertes Polyposis-Syndrom/SPS) besteht aus drei Kriterien:

1. Mindestens fünf histologisch bestätigte serratierte Polypen proximal des Sigmas, davon zwei > 1 cm

oder

2. jede Zahl serratierter Polypen proximal des Sigmas bei Patient*innen mit einem/einer erstgradig Verwandten mit hyperplastischer Polypose

oder

3. mehr als 20 serratierte Polypen jeglicher Größe im Kolon verteilt.

Das serratierte Polyposis-Syndrom geht mit einem erhöhten Karzinomrisiko einher und erfordert regelmäßige Kontrollkoloskopien.

Es wird mit D12.6 kodiert:

D12.6	Gutartige Neubildung: Kolon, nicht näher bezeichnet {Adenomatose des Kolons, Dickdarm o. n. A., Polyposis coli (hereditär)}

3.5.1.5 Gutartige Neoplasien des Duodenums und tieferen Dünndarms

Der erste Dünndarmabschnitt, welcher sich direkt nach Passage des Pylorus (= Schließmuskel an der Verbindung zwischen Magen und dem oberen Abschnitt des Dünndarms, „Magenpförtner“) anschließt, wird als Bulbus duodeni bezeichnet und ist Teil des Duodenums (Zwölffingerdarm). Das Duodenum ist der erste Teil des Dünndarms, der auf den Magen folgt; es schließen sich Jejunum und Ileum an.

Polypen im Duodenum werden mit K31.7 *Polyp des Magens und des Duodenums* kodiert. Für Polypen im Jejunum und Ileum sind im ICD-Verzeichnis keine spezifischen ICD-Kodes verfügbar. Es muss der Kode K63.8 *Sonstige näher bezeichnete Krankheiten des Darmes* verwendet werden.

Für gutartige Adenome des Duodenums als auch Jejunums und Ileums stehen die folgenden Kodes zur Verfügung:

D13.2	Gutartige Neubildung: Duodenum
D13.3	Gutartige Neubildung: Sonstige und nicht näher bezeichnete Teile des Dünndarmes

Gutartige Adenome im Bereich der Ileozökalklappe können mit D12.0 *Gutartige Neubildung: Zäkum* kodiert werden.

Das Papillenadenom liegt an der Mündungsstelle des (gemeinsamen) Ausführungsgangs von Gallengang und Pankreasgang und es steht der Kode D13.5 *Gutartige Neubildung: Extrahepatische Gallengänge und Gallenblase* zur Verfügung. Für die Papillektomie (= endoskopische Entfernung der Papille) gibt es einen spezifischen OPS-Kode: 5-513.31 *Endoskopische Operationen an den Gallengängen: Papillektomie*.

D13.5	Gutartige Neubildung: Extrahepatische Gallengänge und Gallenblase {Papillenadenom}
5-513.31	Endoskopische Operationen an den Gallengängen: Exzision: Papillektomie

3.5.2 Karzinome des Dünn- und Dickdarms und HNPCC

Für die bösartigen Neubildungen im Dünn- und Dickdarm stehen folgende Kodes zur Verfügung:

C17.-	Bösartige Neubildung des Dünndarmes
C18.-	Bösartige Neubildung des Kolons
C19	Bösartige Neubildung am Rektosigmoid, Übergang
C20	Bösartige Neubildung des Rektums {Inkl.: Ampulla recti}
C21.-	Bösartige Neubildung des Anus und des Analkanals

Bei den Kodes C17.-, C18.- und C21.- wird mit der 4. Stelle die Lokalisation im Bereich des Kolons angegeben.

Ein hereditäres, nicht-polypöses Kolonkarzinom (HNPCC) wird wie folgt kodiert:

C18.-	Bösartige Neubildung des Kolons
Z80.0	Bösartige Neubildung der Verdauungsorgane in der Familienanamnese

3.5.3 Komplikationen während und nach der endoskopischen Polypektomie

Hauptsächliche Komplikationen während und nach der Polypektomie sind Blutungen und Perforationen.

Bei der Perforation sind mehrere klinische Situationen zu unterscheiden: Zum einen gibt es die iatrogene Darmperforation durch das Endoskop während der Intervention (= traumatische Verletzung) oder die Perforation während des Abschneidens des Polypen, d.h. die Schlinge hatte alle Wandschichten erfasst und durchtrennt, was aber natürlich nicht intendiert war (= traumatische Verletzung). Eine Perforation kann auch postinterventionell im Verlauf der folgenden Tage sekundär auftreten, also nichttraumatisch aufgrund großer Wundflächen, insuffizienter Clips u.ä.

Im Falle einer traumatischen Darmperforation stehen folgende Kodes zur Verfügung:

S36.4-	Verletzung des Dünndarmes
S36.5-	Verletzung des Dickdarmes
S36.6	Verletzung des Rektums

Mit der 5. Stelle wird bei den o.g. nicht-endstelligen Kodes die genauere Lokalisation angegeben.

Im Falle einer nichttraumatischen Darmperforation steht folgender Kode zur Verfügung:

K63.1	Perforation des Darmes (nichttraumatisch)

Bei einer stationären Aufnahme aufgrund einer gastrointestinalen Blutung nach einer (z. B. ambulanten) Polypektomie ist wie folgt zu kodieren:

HD: K92.2 Gastrointestinale Blutung, nicht näher bezeichnet
ND: T81.0 Blutung und Hämatom als Komplikation eines Eingriffes, anderenorts nicht klassifiziert

Hinw.: Mit dem ICD-Kode K92.2 *Gastrointestinale Blutung, nicht näher bezeichnet* aus dem Kapitel XI des ICD-Verzeichnisses (Krankheiten des Verdauungssystems) erfolgt eine genauere und spezifischere Beschreibung der Erkrankung bzw. Problematik (= Definition des Organsystems und Art der Erkrankung) als mit einem T-Kode T81.0 aus Kapitel XIX (Komplikationen bei chirurgischen Eingriffen und medizinischer Behandlung, anderenorts nicht klassifiziert), der zwar in Hinblick auf die Ätiologie spezifisch ist, aber die Erkrankung nicht exakt abbildet. Daher ist K92.2 *Gastrointestinale Blutung, nicht näher bezeichnet* als Hauptdiagnose zu verwenden. T81.0 *Blutung und Hämatom als Komplikation eines Eingriffes, anderenorts nicht klassifiziert* kann zur ergänzenden Beschreibung der Problematik als Nebendiagnose kodiert werden.

Erfolgte die Wiederaufnahme nach einer Polypektomie aufgrund einer postinterventionellen Blutung in dasselbe Krankenhaus, müssen die Kriterien der Fallzusammenführung geprüft und angewendet werden.

3.5.4 Intestinale Malabsorption

In der ICD-10-GM sind in der Rubrik Sonstige Krankheiten des Verdauungssystems unter K90.- *Intestinale Malabsorption* die Zöliakie (einheimische Sprue) sowie die Tropische Sprue zu finden. Der M. Whipple kann mit K90.8 *Sonstige intestinale Malabsorption* kodiert werden. Eine beim M. Whipple bestehende Arthropathie wird mit dem Sekundärkode M14.8-* *Arthropathien bei sonstigen näher bezeichneten, anderenorts klassifizierten Krankheiten* verschlüsselt.

K90.0 Zöliakie
{Gluten-sensitive Enteropathie}
K90.1 Tropische Sprue
K90.8 Sonstige intestinale Malabsorption
{Whipple-Krankheit†}
M14.8* Arthropathien bei sonstigen näher bezeichneten, anderenorts klassifizierten Krankheiten

Malabsorption infolge von chirurgischen Eingriffen, wie z. B. das Kurzdarmsyndrom nach ausgedehnter Dünndarmresektion, kann mit dem Kode K91.2 *Malabsorption nach chirurgischem Eingriff, anderenorts nicht klassifiziert* abgebildet werden. Ebenfalls sind unter K91.8- *Insuffizienzen von Anastomosen und Nähten nach Operationen am Verdauungstrakt* aufzufinden.

3.5.5 Akut entzündliche Erkrankungen

3.5.5.1 Divertikelkrankheit

Als Divertikel werden Ausstülpungen der Darmwand bezeichnet, die im Begriff der sogenannten Divertikulose zusammengefasst werden, wenn sie keine Symptome verursachen. Führt die Divertikulose zu Beschwerden, spricht man von der Divertikelkrankheit. Ursache für die Beschwerden ist häufig eine unkomplizierte Entzündung der Divertikel (= Divertikulitis). Komplikationen der Divertikulitis können Mikro- oder Makroabszesse oder eine Blutung der Divertikel (Divertikelblutung) sein. Eine schwerwiegende Komplikation der Divertikulitis ist die offene Darmperforation.

Divertikel können im gesamten Darm entstehen. Daher gibt es Kodes sowohl für den Dünn- als auch den Dickdarm sowie in Kombination beider Darmabschnitte.

Im ICD-Verzeichnis wird einerseits zwischen der Divertikulose und andererseits der Divertikulitis, d. h. der Entzündung der Divertikel unterschieden. Weiterhin wird bei Vorliegen einer Divertikulitis unterteilt, ob eine Perforation und ein Abszess bestehen oder nicht (4. Stelle des Kodes). Darüber hinaus wird in der 5. Stelle differenziert, ob die Divertikelkrankheit mit Blutung oder ohne Blutung besteht.

Zum stationären Aufenthalt führt meist die Divertikulitis, weshalb die folgende Tabelle exemplarisch einige wichtige Kodes der Divertikulitis zeigt.

Divertikulitis des **Dünndarmes**

K57.0-	**Divertikelkrankheit des Dünndarmes mit Perforation und Abszess**
K57.02	Divertikulitis des Dünndarmes mit Perforation und Abszess, ohne Angabe einer Blutung
K57.03	Divertikulitis des Dünndarmes mit Perforation, Abszess und Blutung
K57.1-	**Divertikelkrankheit des Dünndarmes ohne Perforation oder Abszess**
K57.12	Divertikulitis des Dünndarmes ohne Perforation, Abszess oder Angabe einer Blutung
K57.13	Divertikulitis des Dünndarmes ohne Perforation und Abszess, mit Blutung

Divertikulitis des **Dickdarmes**

K57.2-	**Divertikelkrankheit des Dickdarmes mit Perforation und Abszess**
K57.22	Divertikulitis des Dickdarmes mit Perforation und Abszess, ohne Angabe einer Blutung
K57.23	Divertikulitis des Dickdarmes mit Perforation, Abszess und Blutung
K57.3-	**Divertikelkrankheit des Dickdarmes ohne Perforation oder Abszess**
K57.32	Divertikulitis des Dickdarmes ohne Perforation, Abszess oder Angabe einer Blutung
K57.33	Divertikulitis des Dickdarmes ohne Perforation oder Abszess, mit Blutung

Ein Divertikel im Duodenum, das im Bereich der Papilla Vateri ausgebildet ist (= juxtapapilläres Divertikel) erschwert unter Umständen das Sondieren der Papille, insbesondere dann, wenn die Papille in dem Divertikel liegt. In diesem Fall entsteht in der Regel ein erhöhter Untersuchungsaufwand (z. B. längere Untersuchungszeit aufgrund der erschwerten Sondierung des Hauptgallengangs (DHC)), sodass die Divertikulose des Dünndarmes in diesem Fall als Nebendiagnose kodiert werden kann. Zusätzlich sollte in dieser Situation auch der Zusatzkode 5-513.p *Endoskopische Operation an den Gallengängen bei anatomischer Besonderheit* angegeben werden.

3.5.5.2 Erkrankungen der Appendix

Die umgangssprachlich als Blinddarmentzündung bezeichnete Appendizitis ist ein häufiger Vorstellungsgrund in der Notaufnahme (Bauchschmerzen, akutes Abdomen). Um Komplikationen zu vermeiden, wird die zeitnahe Operation (Entfernung der Appendix, in der Regel laparoskopisch) empfohlen. In ausgewählten Konstellationen kann auch eine alleinige antibiotische Therapie erfolgen. Therapie der Wahl bleibt allerdings die Operation.

K35.2	Akute Appendizitis mit generalisierter Peritonitis {akute Appendizitis nach Perforation oder Ruptur}
K35.30	Akute Appendizitis mit lokalisierter Peritonitis ohne Perforation oder Ruptur
K35.31	Akute Appendizitis mit lokalisierter Peritonitis mit Perforation oder Ruptur
K35.32	Akute Appendizitis mit Peritonealabszess
K35.8	Akute Appendizitis, nicht näher bezeichnet
K36	Sonstige Appendizitis
K37	Nicht näher bezeichnete Appendizitis
K38.-	Sonstige Krankheiten der Appendix

3.5.6 Infektiöse Enteritis und Kolitis

3.5.6.1 Infektiöse Gastroenteritis

Die infektiöse Gastroenteritis wird umgangssprachlich als „Magen-Darm-Grippe" bezeichnet. Durch pathogene Erreger (z. B. Viren, Bakterien) kommt es zu einer Schleimhautentzündung des Magen-Darm-Traktes mit den Symptomen Übelkeit (= Nausea) und Erbrechen (= Emesis) und/oder Durchfall (= Diarrhoe) und teilweise Bauchschmerzen. Häufig wird die Symptomatik durch ein schweres Krankheitsempfinden begleitet. Meist hält die akut einsetzende Symptomatik nur über wenige Tage an und ist nicht ernsthaft gesundheitsgefährdend. In einigen Fällen kann es jedoch zur Dehydration (= Exsikkose) oder gar einer akuten Nierenfunktionsverschlechterung kommen. In sehr selten Fällen kann die Entzündung auch zur Perforation des Darmes führen.

Für die Kodierung der infektiösen Gastroenteritis stehen verschiedene ICD-Kodes zur Verfügung. Ist der Erreger bekannt, erfolgt die Verschlüsselung entsprechend des diagnostizierten Erregers.

Für die Kodierung einer bakteriellen Gastroenteritis und/oder Kolitis stehen folgende Kodes zur Verfügung:

A04.0	Darminfektion durch enteropathogene Escherichia coli
A04.1	Darminfektion durch enterotoxinbildende Escherichia coli
A04.2	Darminfektion durch enteroinvasive Escherichia coli
A04.3	Darminfektion durch enterohämorrhagische Escherichia coli {EHEC}
A04.4	Sonstige Darminfektionen durch Escherichia coli
A04.5	Enteritis durch Campylobacter
A04.6	Enteritis durch Yersinia enterocolitica
A04.7-	Enterokolitis durch Clostridium difficile
A04.70	Enterokolitis durch Clostridium difficile ohne Megakolon, ohne sonstige Organkomplikationen

A04.71 Enterokolitis durch Clostridium difficile ohne Megakolon, mit sonstigen Organkomplikationen
{Benutze (eine) zusätzliche Schlüsselnummer(n), um (eine) infektionsbedingte Organkomplikation(en) anzugeben}

A04.72 Enterokolitis durch Clostridium difficile mit Megakolon, ohne sonstige Organkomplikationen

A04.73 Enterokolitis durch Clostridium difficile mit Megakolon, mit sonstigen Organkomplikationen
{Benutze (eine) zusätzliche Schlüsselnummer(n), um (eine) infektionsbedingte Organkomplikation(en) anzugeben}

U69.40! Rekurrente Infektion mit Clostridium difficile

A04.8 Sonstige näher bezeichnete bakterielle Darminfektionen

Bei Rezidiven einer Clostridium difficile Infektion ist der Kode U69.40! *Rekurrente Infektion mit Clostridium difficile* nach den Definitionen des RKI anzugeben.

Für die Kodierung einer virusbedingten Gastroenteritis gibt es folgende Kodes:

A08.0 Enteritis durch Rotaviren

A08.1 Akute Gastroenteritis durch Norovirus

A08.2 Enteritis durch Adenoviren

A08.3 Enteritis durch sonstige Viren

A08.4 Virusbedingte Darminfektion, nicht näher bezeichnet

A08.5 Sonstige näher bezeichnete Darminfektionen

Der Erregernachweis der infektiösen Gastroenteritis gelingt in einigen Fällen nicht. Wird jedoch trotzdem eine infektiöse Ursache der Gastroenteritis vermutet, z. B. aufgrund des klinischen Bildes (z. B. akut einsetzendes Erbrechen mit gleichzeitigem Durchfall) oder der Anamnese (z. B. gleichzeitige Erkrankung von Familienangehörigen) kann A09.0 *Sonstige und nicht näher bezeichnete Gastroenteritis und Kolitis infektiösen Ursprungs* auch kodiert werden, wenn der Erreger nicht nachgewiesen wurde oder gar keine (geeignete) Untersuchung erfolgt ist.

Wird eine Gastroenteritis unklarer Genese beschrieben, ist der Kode A09.9 *Sonstige und nicht näher bezeichnete Gastroenteritis und Kolitis nicht näher bezeichneten Ursprungs* anzuwenden.

A09.0	Sonstige und nicht näher bezeichnete Gastroenteritis und Kolitis infektiösen Ursprungs {Hinw.: Diese Kategorie ist auch bei sonstiger und nicht näher bezeichneter Gastroenteritis und Kolitis vermutlich infektiösen Ursprungs zu verwenden.}
A09.9	Sonstige und nicht näher bezeichnete Gastroenteritis und Kolitis nicht näher bezeichneten Ursprungs

Lediglich in Fällen, in denen eine infektiöse Ursache ausgeschlossen wurde und es sich um eine nicht-infektiöse Diarrhoe handelt, ist K52.- *Sonstige nicht-infektiöse Gastroenteritis und Kolitis* bzw. die Erkrankung, die als Ursache der Diarrhoe angesehen wird, zu kodieren.

Erfolgt die stationäre Krankenhausaufnahme aufgrund einer Dehydratation (= Exsikkose) infolge einer Gastroenteritis, wird die Gastroenteritis als Hauptdiagnose und die Dehydratation (E86 *Volumenmangel*) als Nebendiagnose angegeben (siehe Kodierrichtlinie 1107a).

Eine Rehydrierung (= intravenöse Gabe von Flüssigkeit/Volumen (z. B. balancierte Vollelektrolytlösung E153)) allein ist jedoch kein Kriterium für eine Dehydratation, da eine intravenöse Flüssigkeitsgabe sowohl zur Behandlung der Exsikkose als auch zum Vermeiden einer Dehydratation durchgeführt werden kann. Die Diagnose einer Dehydratation muss klinisch gestellt (und dokumentiert!) werden. Besteht ein Nierenversagen Stadium 2 kann dieses zusätzlich zu E86 *Volumenmangel* verschlüsselt werden. Das Nierenversagen Stadium 1 darf bei Volumenmangel nicht kodiert werden, da für die Kodierung von N17.-1 *Akutes Nierenversagen (...) Stadium 1* ein adäquater Hydratationszustand Voraussetzung ist (siehe ICD-10). In diesen Fällen ist ausschließlich E86 *Volumenmangel* als Korrelat für das Nierenversagen Stadium 1 zu verschlüsseln.

Bei manchen infektiösen Gastroenteritiden (z. B. Noro- und Rotaviren) ist eine aufwendige Isolierung erforderlich. In diesem Falle sollte die Komplexbehandlung bei Infektion mit nicht multiresistenten isolationspflichtigen Erregern mit angegeben werden (OPS-Kode 8-98g.- *Komplexbehandlung bei Besiedelung oder Infektion mit nicht multiresistenten isolationspflichtigen Erregern*), insofern die vorgegebenen Struktur- und Mindestmerkmale erfüllt sind.

3.5.7 Nichtinfektiöse und chronisch entzündliche Darmerkrankungen

Häufige nichtinfektiöse Enteritiden und Kolitiden sind u. a. die chronisch entzündlichen Darmerkrankungen (Morbus Crohn, Colitis ulcerosa), die mikroskopische Kolitis sowie Gastroenteritiden als Folge von medizinischen Maßnahmen wie Operationen, Bestrahlungen oder Pharmakotherapie. Ebenfalls kann das Reizdarmsyndrom mit Diarrhoe einhergehen. Für die genannten Entitäten gibt es jeweils die im Folgenden genannten spezifische Kodes.

3.5.7.1 Colitis ulcerosa

Die im klinischen Alltag gängige Klassifikation der Colitis ulcerosa nach Montreal findet sich im ICD-10-GM nur indirekt wieder:

	ICD-10-GM	**Klassifikation nach Montreal**
K51.3	Ulzeröse (chronische) Rektosigmoiditis	entspricht Montreal E1
K51.5	Linksseitige Kolitis	entspricht Montreal E2
K51.0	Ulzeröse (chronische) Pankolitis {Backwash-Ileitis}	entspricht Montreal E3

Eine mögliche Komplikation der Colitis ulcerosa ist eine durch die immunsuppressive Therapie vermittelte Reaktivierung oder

Infektion mit dem Zytomegalie-Virus (CMV). Die Erfassung der CMV-Infektionen kann mittels des „Kreuz-Stern-Systems" sehr präzise erfolgen:

B25.80†	Infektion des Verdauungstraktes durch Zytomegalieviren
K93.8*	Krankheiten sonstiger näher bezeichneter Verdauungsorgane bei anderenorts klassifizierten Krankheiten {Gastritis, Duodenitis, Ileitis, Kolitis}
K23.8*	Krankheiten des Ösophagus bei sonstigen anderenorts klassifizierten Krankheiten {Ösophagitis}

Zeichen eines schwerwiegenden Schubs oder anhaltender hochgradig florider Aktivität der Colitis ulcerosa sind Anämien. Insofern blutige Diarrhoen über einen längeren Zeitraum bestanden haben, kommt es häufig zu einem Eisenmangel. Kann die Eisenmangelanämie laborchemisch belegt werden und wurde diese auch behandelt, z. B. durch eine Eisensubstitution oder die Gabe von Erythrozytenkonzentraten, kann die Eisenmangelanämie D50.0 *Eisenmangelanämie nach Blutverlust (chronisch)* als Nebendiagnose kodiert werden. Ein Eisenmangel ohne Anämie kann mit E61.1 *Eisenmangel* kodiert werden, soweit die Nebendiagnosendefinition erfüllt ist.

Eine lebensbedrohliche Komplikation der Colitis ulcerosa ist das toxische Megakolon, welche meist eine chirurgische Notfall-OP mit Kolektomie erfordert.

K59.3	Megakolon, anderenorts nicht klassifiziert

Bei der Kodierung der Colitis ulcerosa ist an die Erfassung der OPS für Zusatzentgelte oder NUB (= Neue Untersuchungs- und Behandlungsmethoden) bei bestimmten medikamentösen Therapien zu denken, im Falle, dass diese verabreicht wurden.

3.5.7.2 Morbus Crohn

Im ICD-10-GM sind geläufige Klassifikationen des M. Crohn, z.B. nach Vienna oder Montreal, nicht abgebildet. Die Kodierung des M. Crohn im ICD-Verzeichnis richtet sich nach der jeweiligen Lokalisation des M. Crohn. Strikturen oder Stenosen, Fisteln und Abszesse müssen separat durch die Nebendiagnosen kodiert werden. OPS für Zusatzentgelte oder NUB müssen erfasst werden im Falle, dass die entsprechenden medikamentösen Therapien verabreicht wurden.

Im Folgenden werden einige wichtige Diagnosen aufgeführt:

K50.0	Crohn-Krankheit des Dünndarmes
K50.1	Crohn-Krankheit des Dickdarmes
K50.82	Crohn-Krankheit der Speiseröhre und des Magen-Darm-Traktes, mehrere Teilbereiche betreffend

Komplikationen des M. Crohn können sein:

D50.8	Sonstige Eisenmangelanämien
D51.8	Sonstige Vitamin B_{12}-Mangelanämien
D52.8	Sonstige Folsäure-Mangelanämien
D90	Immunkompromittierung nach Bestrahlung, Chemotherapie und sonstigen immunsuppressiven Maßnahmen
E44.-	Energie- und Eiweißmangelernährung mäßigen und leichten Grades
E56.-	Sonstige Vitaminmangelzustände
E60	Alimentärer Zinkmangel
E61.1	Eisenmangel
K12.0	Rezidivierende orale Aphthen
K12.1	Sonstige Formen der Stomatitis {Stomatitis ulcerosa}
K56.-	Paralytischer Ileus und intestinale Obstruktion ohne Hernie
K56.6	Sonstige und nicht näher bezeichnete intestinale Obstruktion {Stenose, Striktur des Dünndarms, Dickdarms}

K60.3	Analfistel {Perianale Fisteln}
K60.4	Rektalfistel
N32.1	Vesikointestinalfistel {Enterovesikale Fistel}
N82.2	Fistel zwischen Vagina und Dünndarm
N82.3	Fistel zwischen Vagina und Dickdarm
N82.4	Sonstige Fisteln zwischen weiblichem Genital- und Darmtrakt
K63.0	Darmabszess
K63.2	Darmfistel {enterokutane Fistel}
K65.-	Peritonitis {auch Abszess bei M. Crohn}
K90.8	Sonstige intestinale Malabsorption [Gallensäureverlustsyndrom]
L52	Erythema nodosum
L88	Pyoderma gangraenosum
M07.4*	Arthritis bei Crohn-Krankheit [Enteritis regionalis]
M80.4-	Arzneimittelinduzierte Osteoporose mit pathologischer Fraktur
M81.4-	Arzneimittelinduzierte Osteoporose
M82.8*	Osteoporose bei sonstigen anderenorts klassifizierten Krankheiten
R64	Kachexie

Abszesse sind separat zu kodieren, im Falle dass ein Aufwand im Sinne der Kodierrichtlinien bestand (z.B. antiinfektive Therapie, Abszessdrainage). Häufig sind die Abszesse bei der Crohn-Krankheit peritoneal oder retroperitoneal lokalisiert. Der peritoneale und retroperitoneale Abszess wird mit K65.09 *Sonstige und nicht näher bezeichnete akute Peritonitis* kodiert.

Beispiel

Aufnahme aufgrund eines Schubes eines M. Crohn mit Manifestation im Dickdarm. Klinisch Fieber und Bauchschmerzen.

Bildgebender Nachweis eines parakolischen, retroperitonealen Abszesses. Sonographisch gesteuerte Einlage einer Abszessdrainage. Durchführung einer antiinfektiven Therapie. Fortführung der immunsuppressiven Therapie mit Infliximab.

K50.1	Crohn-Krankheit des Dickdarmes
K65.09	Sonstige und nicht näher bezeichnete akute Peritonitis
8-148.1	Therapeutische Drainage von anderen Organen und Geweben: Retroperitonealraum
6-001.e4	Applikation von Medikamenten, Liste 1: Infliximab, parenteral: 300 mg bis unter 400 mg

---

Bei Infektionen im Rahmen einer Immunsuppression (durch Steroide, Immunsuppressiva oder Biologika) kann die D90 *Immunkompromittierung nach Bestrahlung, Chemotherapie und sonstigen immunsuppressiven Maßnahmen* bei Mehraufwand angegeben werden.

3.5.7.3 Colitis indeterminata

Kann die chronisch entzündliche Darmerkrankung histopathologisch weder der Colitits ulcerosa noch dem M. Crohn zugeordnet werden, spricht man von einer Colitis indeterminata. Eine infektiöse Genese der Colitis muss ausgeschlossen sein. Die Colitis indeterminata ist unter K52.3- zu finden.

K52.30	Pancolitis indeterminata
K52.31	Linksseitige Colitis indeterminata
K52.32	Colitis indeterminata des Rektosigmoids
K52.38	Sonstige Colitis indeterminata

3.5.7.4 Reizdarmsyndrom

Folgende ICD-Kodes stehen zur differenzierten Kodierung des Reizdarmsyndroms zur Verfügung:

K58.1	Reizdarmsyndrom, Diarrhoe-prädominant [RDS-D]
K58.2	Reizdarmsyndrom, Obstipations-prädominant [RDS-O]

K58.3	Reizdarmsyndrom mit wechselnden (gemischten) Stuhlgewohnheiten [RDS-M]
K58.8	Sonstiges und nicht näher bezeichnetes Reizdarmsyndrom

3.5.7.5 Sonstige nichtinfektiöse Gastroenteritis und Kolitis

Wurde eine infektiöse Genese der Gastroenteritis ausgeschlossen und besteht der Verdacht auf eine nichtinfektiöse Gastroenteritis bzw. Kolitis, deren Ursache nicht bekannt ist, steht der Kode K52.9 *Nichtinfektiöse Gastroenteritis und Kolitis, nicht näher bezeichnet* zur Verfügung. Wird allerdings von einer Infektion ausgegangen – z. B. aufgrund von Fieber und/oder anderen von akuter Diarrhoe Betroffenen, welche im selben Haushalt leben – und ist lediglich der Erregernachweis nicht gelungen, ist der Kode A09.0 *Sonstige und nicht näher bezeichnete Gastroenteritis und Kolitis infektiösen Ursprungs* zu kodieren (siehe Kap. 3.5.6.1 *Infektiöse Gastroenteritis*).

Die mikroskopische und lymphozytäre Kolitis ist mit dem Kode K52.8 *Sonstige näher bezeichnete nichtinfektiöse Gastroenteritis und Kolitis* zu kodieren.

Kommt es zu einer Kolitis infolge einer Bestrahlung, wird der Kode K52.0 *Gastroenteritis und Kolitis durch Strahleneinwirkung* verwendet. Für die Proktitis steht K62.7 *Strahlenproktitis* zur Verfügung.

3.5.8 Gefäßkrankheiten des Darmes

3.5.8.1 Ulcus duodeni

Bezüglich des Ulcus im Dünndarm verweisen wir auf das Kapitel Magen, in welchem die Ulzera in Magen und Duodenum aufgeführt werden.

3.5.8.2 Darmischämie

Sowohl der Darminfarkt (arterielle Genese, Mesenterialarterienembolie) als auch Embolien und Thrombosen der Mesenterialvenen werden mit K55.- *Gefäßkrankheiten des Darmes* kodiert. An der zweiten Stelle des Kodes wird unterschieden, ob es sich um eine akute oder chronische Ischämie handelt.

3.5.8.3 Angiodysplasien

Angiodysplasien sind muköse oder submuköse Gefäßmissbildungen, welche vermehrt zu gastrointestinalen Blutungen führen können. Kommt es zu relevanten Blutungen, können Angiodysplasien thermisch mittels Argon-Plasma-Koagulation (APC)-Therapie behandelt werden.

Dünndarm

K55.31	Angiodysplasie des Dünndarmes ohne Angabe einer Blutung
K55.32	Angiodysplasie des Dünndarmes mit Blutung

Dickdarm

K55.21	Angiodysplasie des Kolons: Ohne Angabe einer Blutung
K55.22	Angiodysplasie des Kolons: Mit Blutung

Gefäßektasien im Magen, welche häufig im Rahmen einer portalen Hypertension bei Leberzirrhose auftreten, werden auch als GAVE-Syndrom bezeichnet.

K31.82	Angiodysplasie des Magens und des Duodenums mit Blutung
K31.81	Angiodysplasie des Magens und des Duodenums ohne Angabe einer Blutung

3.5.8.4 Varizen

Auch im Bereich des Darmes kann es bei einer portalen Hypertension zu Varizen kommen. Im Falle einer Blutung von Darmvarizen muss zusätzlich K92.2 *Gastrointestinale Blutung, nicht näher bezeichnet* kodiert werden, da es für diese Varizen mit Blutung – im Gegensatz zu den Ösophagus- und Magenvarizen – keinen spezifischen Kode gibt.

I86.80	Dünndarmvarizen
I86.81	Dickdarmvarizen
I86.82	Rektumvarizen

3.5.9 Sonstige Erkrankungen

3.5.9.1 Funktionelle Darmstörungen/Obstipation

K59.00	Obstipation bei Kolontransitstörung {Slow-Transit-Obstipation}
K59.01	Obstipation bei Stuhlentleerungsstörung {Obstipation bei anorektaler Funktionsstörung, Obstruktives Defäkationssyndrom, Outlet-Obstipation}
K59.02	Medikamentös induzierte Obstipation
K59.09	Sonstige und nicht näher bezeichnete Obstipation

Eine chronisch-intestinale Pseudoobstruktion (CIPO) wird mit der K59.8 *Sonstige näher bezeichnete funktionelle Darmstörungen* kodiert und muss unterschieden werden vom Megakolon, das auch das toxische Megakolon umfasst.

K59.8	Sonstige näher bezeichnete funktionelle Darmstörungen {Chronische intestinale Pseudoobstruktion [CIPO], Kolonatonie}

K59.3 Megakolon, anderenorts nicht klassifiziert
{Dilatation des Kolons, Idiopathisches Megakolon, Toxisches Megakolon}
{Soll das toxische Agens angegeben werden, ist eine zusätzliche Schlüsselnummer (Kapitel XX) zu benutzen.
Exkl.:
Megakolon (bei): angeboren (aganglionär) (Q43.1)
Megakolon (bei): Chagas-Krankheit (B57.3)
Megakolon (bei): Clostridium difficile (A04.7-)
Megakolon (bei): Hirschsprung-Krankheit (Q43.1)}

3.5.9.2 Zystische Fibrose und Darm-Komplikationen

Zur Kodierung der zystischen Fibrose stehen spezifische Kodes zur Verfügung, welche unter der Kategorie E84.- *Zystische Fibrose* zu finden sind.

E84.1 Zystische Fibrose mit Darmmanifestationen
E84.80 Zystische Fibrose mit Lungen- und Darm-Manifestation
E84.87 Zystische Fibrose mit sonstigen multiplen Manifestationen
E84.88 Zystische Fibrose mit sonstigen Manifestationen

Das distale intestinale Obstruktionssyndrom DIOS ist als Inklusivum beim Kode E84.1 *Zystische Fibrose mit Darmmanifestationen* benannt.

Laut DKR 0403 gibt es folgende Besonderheit und Ausnahme bei der Kodierung der Zystischen Fibrose: Erfolgt die stationäre Aufnahme eines Patienten mit Lungen- und Darmmanifestationen speziell zur Behandlung einer Darm-Manifestation oder Komplikation der Darm-Manifestation (z. B. Aufnahme zu einer Operation bei einem distalen intestinalen Obstruktionssyndrom (DIOS)), ist nicht E84.80 *Zystische Fibrose mit Lungen- und Darm-Manifestation* als Hauptdiagnose zu kodieren, sondern E84.1 *Zystische Fibrose mit Darmmanifestationen* als Hauptdiagnose und E84.0 *Zystische Fibrose mit Lungenmanifestationen* als Nebendiagnose anzugeben.

Der Sternkode P75* *Mekoniumileus bei zystischer Fibrose* ist ausschließlich für Feten und Neugeborene bestimmt und bei einem DIOS bei Erwachsenen nicht anzugeben.

3.5.9.3 Immunvermittelte Colitis

Infolge von bestimmten Medikamenten wie z. B. Checkpoint-Inhibitoren kann es zu einer immunvermittelten Colitis kommen. Die Patient*innen werden klinisch mit (teilweise blutigen) Durchfällen in hoher Frequenz, ähnlich wie bei einer Colitis ulcerosa auffällig. Die Behandlung erfolgt primär mit Prednisolon oder bei unzureichendem Ansprechen sogar mit TNF-α Inhibitoren oder anderen Biologika.

Eine Kodierung der immunvermittelten Colitis erfolgt mit K52.1 *Toxische Gastroenteritis und Kolitis.*

Ist die immunvermittelte Colitis Folge der Tumortherapie, ist der Tumor entweder Haupt- *oder* Nebendiagnose, siehe dazu Entscheidung Schlichtungsurteil Kap. 3.2.3 *Hauptdiagnose bei Neoplasien.*

TNF-α Inhibitoren sind häufig Zusatzentgelte und werden mit einem OPS-Kode erfasst.

3.6 Erkrankungen der Leber

3.6.1 Allgemein

Die Erkrankungen der Leber werden mit den Kodes K70.- bis K77.- differenziert nach der Ursache bzw. dem Schweregrad der Hepatopathie verschlüsselt.

Lediglich für die Alkoholische Lebererkrankung (K70.-) und die Toxische Leberkrankheit (K71.-) sind Ursache und Ausprägung der Lebererkrankung zusammengefasst (z. B. K70.3 *Alkoholische Leberzirrhose*). Bei anderen Hepatopathien (z. B. Leberzirrhose auf dem Boden einer chronischen Virushepatitis) ist eine korrekte Beschreibung nur über zwei Kodierungen möglich. Dazu existieren beispielsweise jeweils spezifischere Kodes für die Virushepatitiden (B15.- bis B19.-), den M. Wilson (E83.0) und die Hämochromatose (E83.1) (siehe Kap. 3.6.6 *Sonstige Lebererkrankungen*). Zusätzlich sind Komplikationen als Nebendiagnosen zu verschlüsseln.

3.6.2 Alkoholische Lebererkrankung

K70.0	Alkoholische Fettleber
K70.2	Alkoholische Fibrose und Sklerose der Leber
K70.1	Alkoholische Hepatitis
K70.3	Alkoholische Leberzirrhose
K70.4-	Alkoholisches Leberversagen
K70.40	Akutes und subakutes alkoholisches Leberversagen
K70.41	Chronisches alkoholisches Leberversagen
K70.42	Akut-auf-chronisches alkoholisches Leberversagen

3.6.3 Toxische Lebererkrankung

K71.0	Toxische Leberkrankheit mit Cholestase
K71.1	Toxische Leberkrankheit mit Lebernekrose
K71.2	Toxische Leberkrankheit mit akuter Hepatitis
K71.3	Toxische Leberkrankheit mit chronisch-persistierender Hepatitis
K71.4	Toxische Leberkrankheit mit chronischer lobulärer Hepatitis
K71.5	Toxische Leberkrankheit mit chronisch-aktiver Hepatitis
K71.6	Toxische Leberkrankheit mit Hepatitis, anderenorts nicht klassifiziert
K71.7	Toxische Leberkrankheit mit Fibrose und Zirrhose der Leber
K71.80	Toxische veno-okklusive Leberkrankheit

K71.88 Toxische Leberkrankheit mit sonstigen Affektionen der Leber
{fokal noduläre Hyperplasie,
Lebergranulome,
Peliosis hepatis}

3.6.4 Virushepatitis

Im Folgenden werden die Kodes für die Kodierung der Hepatitis A, B, C, D und E aufgeführt.

Die Diagnose einer chronischen Virushepatitis umfasst sowohl Patient*innen, die asymptomatisch sind, als auch Patient*innen, die z. B. an einer Hepatitis bedingten (dekompensierten) Zirrhose leiden, lange stationäre Aufenthalte aufweisen und/oder teure Interventionen, wie z. B. einen intrahepatischen Stent-Shunt (TIPS) erhalten.

Wenn eine akute oder chronische Hepatitis die Schwangerschaft, Geburt oder das Wochenbett (Puerperium) kompliziert, wird der Kode O98.4 *Virushepatitis, die Schwangerschaft, Geburt und Wochenbett kompliziert* zugewiesen; ein Kode aus B16.- *Akute Virushepatitis B* oder B18.- *Chronische Virushepatitis* wird zusätzlich kodiert (DKR 1510).

Die Anamnese einer ausgeheilten Hepatitis kann mit Z86.1 *Infektiöse oder parasitäre Krankheiten in der Eigenanamnese* kodiert werden, soweit die Nebendiagnosendefinition erfüllt ist.

3.6.4.1 Hepatitis A

Liegt eine akute Infektion mit dem Hepatitis-A-Virus vor, so wird kodiert:

B15.0 Virushepatitis A mit Coma hepaticum
B15.9 Virushepatitis A ohne Coma hepaticum

3.6.4.2 Hepatitis B

Liegt eine akute oder chronische Infektion mit dem Hepatitis-B-Virus (ohne Delta-Virus-Begleitinfektion) vor, so wird kodiert:

B16.2	Akute Virushepatitis B ohne Delta-Virus mit Coma hepaticum
B16.9	Akute Virushepatitis B ohne Delta-Virus und ohne Coma hepaticum
B18.1-	Chronische Virushepatitis B ohne Delta-Virus
B18.11	Chronische Virushepatitis B ohne Delta-Virus, Phase 1
B18.12	Chronische Virushepatitis B ohne Delta-Virus, Phase 2
B18.13	Chronische Virushepatitis B ohne Delta-Virus, Phase 3
B18.14	Chronische Virushepatitis B ohne Delta-Virus, Phase 4

Die akute Hepatitis B heilt bei gesunden Erwachsenen bei über 90 % der Betroffenen aus. Bei ca. 10 % kommt es zu einer Chronifizierung (= chronische Hepatitis). Von einer chronischen Hepatitis B spricht man, wenn die Virämie über 6 Monate persistiert (= HBsAg > 6 Monate positiv; HBV-DNA positiv).

Die ***chronische Virushepatitis B*** (ohne Delta-Virus Ko- oder Superinfektion) wird in der gültigen ICD-10-Klassifikation in 4 verschiedene Phasen differenziert. Die Phasen werden nach HBeAg-Nachweis, der Entzündungsaktivität und der Virusreplikation differenziert. Entsprechend der aktuell gültigen Leitlinie zur chronischen Hepatitis B (2021) ist diese Einteilung nicht mehr aktuell.

Es erfolgt gemäß der gültigen Leitlinie eine Differenzierung in die **chronische Hepatitis B** (HBeAg-positiv oder HBeAg-negativ) mit persistierend oder intermittierend erhöhten Leberwerten (ALT/GPT-Werten) und in einen **HBsAg-Träger-Status**.

Im Unterschied zur chronischen Hepatitis B sind beim HBsAg-Träger-Status die ALT/GPT-Werte normal, das heißt, es liegt keine Entzündungsaktivität in der Leber vor. Daher wird diese Form auch als chronische Hepatitis-B-Virus (HBV)-Infektion bezeichnet (anstelle chronischer Hepatitis).

Auch beim HBsAg-Träger-Status (= chronischen HBV-Infektion) wird zwischen einer *hochvirämischen* (HBV-DNA > 2000 IU/ml, HBeAg positiv; früher als „immuntolerante" Patient*innen bezeichnet) und einer *niedrigvirämischen*, HBeAg negativen, chronischen HBV-Infektion (früher als „inaktiver Träger" bezeichnet) unterschieden.

Die neue Nomenklatur muss entsprechend an die im ICD verfügbaren Kodes angepasst werden.

Die folgende Tabelle zeigt, wie die chronische Hepatitis B (ohne Hepatitis Delta Infektion) entsprechend der neuen Nomenklatur kodiert werden kann.

Verlaufsform der chronischen Hepatitis B (ohne Delta-Virus-Infektion)	**ICD-Kode**	**Merkmale** (bei allen Formen: HBsAg > 6 Monate positiv)
Chronische Hepatitis B HBeAg positiv	B18.12 *Chronische Virushepatitis B ohne Delta-Virus, Phase 2*	• HBeAg positiv • ALT/GPT erhöht • HBV-DNA > 2000 IU/ml
Chronische Hepatitis B HBeAg negativ	B18.14 *Chronische Virushepatitis B ohne Delta-Virus, Phase 4*	• HBeAg negativ • ALT/GPT erhöht • HBV-DNA > 2000 IU/ml
HBsAg-Träger-Status/ chronische HBV-Infektion HBeAg positiv (früher: immuntolerante Phase)	B18.11 *Chronsiche Virushepatitis B ohne Delta-Virus, Phase 1*	• HBeAg positiv • ALT/GPT normal • HBV-DNA >2000 IU/ml (= hochvirämisch)
HBsAg-Träger-Status/ chronische HBV-Infektion HBeAg negativ (früher: inaktive Träger)	B18.13 *Chronische Virushepatitis B ohne Delta-Virus, Phase 3*	• HBeAg negativ • ALT/GPT normal • HBV-DNA < 2000 IU/ml (= niedrigvirämisch)

Der ICD-Kode Z22.5 *Träger einer Virus Hepatitis* wurde 2019 gestrichen und soll bei Hepatitis B-Patient*innen durch B18.13 *Chronische Virushepatitis B ohne Delta-Virus, Phase 3* ersetzt werden.

Bei Erkrankten mit Immunsuppression verlaufen HBV-Infektionen häufig chronisch. Ebenfalls kann es bei immunsupprimierten Patienten*innen zu einer Reaktivierung einer durchgemachten Hepatitis B kommen.

Besteht eine **akute Hepatitis B** infolge einer ***Reaktivierung einer chronischen Hepatitis B*** (ohne Delta-Virus-Begleitinfektion, ohne Coma hepaticum), ist durch zwei Kodes in folgender Reihenfolge zu kodieren (DKR D006):

HD: B16.9 Akute Virushepatitis B ohne Delta-Virus und ohne Coma hepaticum

ND: B18.14 Chronische Virushepatitis B ohne Delta-Virus, Phase 4 {Reaktivierte Hepatitis B}

Ebenso wird bei akuter Hepatitis B, welche durch eine Reaktivierung einer Hepatitis B mit Delta-Virus-Begleitinfektion (ein Coma hepaticum liegt nicht vor) hervorgerufen wurde, wie folgt kodiert:

HD: B16.1 Akute Virushepatitis B mit Delta-Virus (Begleitinfektion) ohne Coma hepaticum

ND: B18.0 Chronische Virushepatitis B mit Delta-Virus

Das Leberkoma (= Coma hepaticum) ist ein fulminanter Verlauf der akuten Hepatitis B, bei welchem es zur Bewusstseinstrübung (Koma) infolge eines Leberversagens kommt.

Kommt es im Rahmen einer akuten Hepatitis B zu einem Coma hepaticum, kann dies im ICD-10-GM spezifisch, sowohl für die Hepatitis B mit als auch die Hepatitis B ohne Delta-Koinfektion, verschlüsselt werden.

B16.2 Akute Virushepatitis B ohne Delta-Virus mit Coma hepaticum

B16.0 Akute Virushepatitis B mit Delta-Virus (Begleitinfektion) und mit Coma hepaticum

Im Falle, dass es durch eine **Reaktivierung einer chronischen Hepatitis B zu einer akuten Hepatitis mit Coma hepaticum** kommt, ist analog zu verschlüsseln, wie bei den oben aufgeführten Beispielen ohne Coma hepaticum.

3.6.4.3 Hepatitis B und Hepatitis D

Im ICD-10-GM wird differenziert, ob die Infektion mit dem Delta-Virus gleichzeitig mit der Hepatitis-B-Virus-Infektion (= Ko- bzw. Begleitinfektion) stattfand oder ob die Infektion mit dem Delta-Virus erst zu einem späteren Zeitpunkt erfolgte (= Super-Infektion):

B16.0	Akute Virushepatitis B mit Delta-Virus (Begleitinfektion) und mit Coma hepaticum
B16.1	Akute Virushepatitis B mit Delta-Virus (Begleitinfektion) ohne Coma hepaticum
B18.0	Chronische Virushepatitis B mit Delta-Virus
B17.0	Akute Delta-Virus-(Super-)Infektion eines Hepatitis-B-(Virus-)Trägers

3.6.4.4 Hepatitis C

Liegt eine akute oder chronische Infektion mit dem Hepatitis-C-Virus vor, so wird kodiert:

B17.1	Akute Virushepatitis C
B18.2	Chronische Virushepatitis C

Eine akute Hepatitis-C-Infektion besteht, wenn die Infektion mit dem Hepatitis-C-Virus weniger als 6 Monate zurück liegt. Besteht die Hepatitis-C-Infektion länger als 6 Monate, liegt eine chronische Hepatitis-C-Infektion vor. Bis zu 85 % aller HCV-Infektionen chronifizieren. Mit den zur Verfügung stehenden antiviralen Substanzen ist eine chronische Hepatitis C häufig heilbar. Eine Re-Infektion ist jedoch möglich.

3.6.4.5 Hepatitis E

Liegt eine akute Infektion mit dem Hepatitis-E-Virus vor, so wird kodiert:

B17.2	Akute Virushepatitis E
B18.80	Chronische Virushepatitis E

In den meisten Fällen ist eine akute Hepatitis E bei immunkompetenten Menschen spontan selbstlimitierend und erfordert keine spezifische Therapie. Bei immunsupprimierten Patient*innen, wie z. B. organtransplantierten Patient*innen oder unter Chemotherapie, kann sich jedoch eine chronische Hepatitis E mit Leberzirrhose entwickeln. Seit 2024 steht für die chronische Hepatitis E im ICD-Verzeichnis der Kode B18.80 *Chronische Virushepatitis E* zur Verfügung.

3.6.4.6 Virale Hepatitis anderer und unklarer Ätiologie

Liegt eine Virushepatitis vor, die mit den oben angegebenen Kodes nicht spezifisch kodiert oder bei der die Ätiologie nicht geklärt werden kann, wird, je nachdem ob diese akut oder chronisch verläuft und je nach Vorhandensein einer hepatischen Enzephalopathie, einer der folgenden Kodes verwendet:

B17.8	Sonstige näher bezeichnete akute Virushepatitis
B17.9	Akute Virushepatitis, nicht näher bezeichnet
B18.88	Sonstige chronische Virushepatitis
B18.9	Chronische Virushepatitis, nicht näher bezeichnet
B19.0	Nicht näher bezeichnete Virushepatitis mit hepatischem Koma
B19.9	Nicht näher bezeichnete Virushepatitis ohne hepatisches Koma

3.6.5 Lebertumore

3.6.5.1 Gutartige Lebertumore/Raumforderungen

Zu den gutartigen Lebertumoren oder Leberraumforderungen gehören Leberzysten, Leberadenome, die fokal noduläre Hyperplasie, Lebergranulome oder auch Leberabszesse. Diese können mit den folgenden Kodes verschlüsselt werden:

D13.4	Gutartige Neubildung: Leber

K71.88	Toxische Leberkrankheit mit sonstigen Affektionen der Leber {Lebergranulome, Peliosis hepatis}
K75.0	Leberabszess
K76.8	Sonstige näher bezeichnete Krankheiten der Leber {Einfache Leberzyste, Fokal noduläre Hyperplasie}
K77.8*	Leberkrankheiten bei sonstigen anderenorts klassifizierten Krankheiten {Lebergranulome bei: Berylliose (J63.2†), Sarkoidose (D86.8†)}
Q44.6	Zystische Leberkrankheit [Zystenleber]

Anmerkung

Zu unterscheiden ist zwischen einfachen Leberzysten und der sogenannten Zystenleber (zystische Lebererkrankung), bei der die ganze Leber zystisch durchsetzt ist.

Beispiel

Eine Patientin mit bekannter Zystenleber wird mit Fieber und Oberbauchschmerzen aufgenommen. Im Ultraschall ist eine der Zysten mit echoreicherem Material und Luft gefüllt. Im Punktat kann Escherichia coli nachgewiesen werden. Es wird eine antibiogrammgerechte Therapie begonnen.

Q44.6	Zystische Leberkrankheit
*B96.2!	Escherichia coli [E. coli] und andere Enterobacterales als Ursache von Krankheiten, die in anderen Kapiteln klassifiziert sind

3.6.5.2 Bösartige Lebertumore/Raumforderungen

Zu den bösartigen Lebertumoren zählen vor allem das hepatozelluläre Karzinom (HCC) und das Cholangiokarzinom, aber auch neuroendokrine Tumoren, Sarkome oder Lebermetastasen. Bezüglich allgemeiner Kodierhinweise zu malignen Neoplasien sei auf Kap. 3.2 *Neoplasien Allgemein* verwiesen.

C22.0	Leberzellkarzinom {hepatozelluläres Karzinom (HCC)}
C22.1	Intrahepatisches Gallengangskarzinom {Cholangiokarzinom}
C24.0	Bösartige Neubildung: Extrahepatischer Gallengang
C22.2	Hepatoblastom
C22.3	Angiosarkom der Leber
C22.4	Sonstige Sarkome der Leber
C22.7	Sonstige näher bezeichnete Karzinome der Leber
C78.7	Sekundäre bösartige Neubildung der Leber und der intrahepatischen Gallengänge

3.6.6 Sonstige Lebererkrankungen

E83.1	Störungen des Eisenstoffwechsels {Hämochromatose}
E83.0	Störungen des Kupferstoffwechsels {Wilson-Krankheit}
E88.00	Alpha-1-Antitrypsinmangel
K73.-	Chronische Hepatitis, anderenorts nicht klassifiziert
K74.3	Primäre biliäre Cholangitis {Chronisch nicht eitrige destruierende Cholangitis, veraltete Bezeichnung: Primär biliäre Zirrhose}
K74.4	Sekundäre biliäre Zirrhose
K75.0	Leberabszess
K75.2	Unspezifische reaktive Hepatitis
K75.3	Granulomatöse Hepatitis, anderenorts nicht klassifiziert
K75.4	Autoimmune Hepatitis
K75.8	Sonstige näher bezeichnete entzündliche Leberkrankheiten {Metabolische Dysfunktion-assoziierte Steatohepatitis [MASH]}

K76.0	Fettleber [fettige Degeneration], anderenorts nicht klassifiziert {Metabolische dysfunktionsassoziierte Steatotische Lebererkrankung (MASLD)}
K76.1	Chronische Stauungsleber
K76.3	Leberinfarkt
K76.4	Peliosis hepatis
K76.5	Veno-okklusive Leberkrankheit
K76.8	Sonstige näher bezeichnete Krankheiten der Leber {Einfache Leberzyste, Fokal noduläre Hyperplasie}
K77.0*	Leberkrankheiten bei anderenorts klassifizierten infektiösen und parasitären Krankheiten
K77.1*	Beteiligung der Leber bei der akuten Graft-versus-Host-Krankheit
K77.2-*	Beteiligung der Leber bei der chronischen Graft-versus-Host-Krankheit
I82.0	Budd-Chiari-Syndrom
K83.00	Primär sklerosierende Cholangitis
K83.01	Sekundär sklerosierende Cholangitis

3.6.7 Stadium der Leberzirrhose

K74.70!	Leberzirrhose, Stadium Child-Pugh A
K74.71!	Leberzirrhose, Stadium Child-Pugh B
K74.72!	Leberzirrhose, Stadium Child-Pugh C

3.6.8 Schweregrad und Komplikationen der Lebererkrankung

Zur Darstellung der unterschiedlichen Schweregrade der Erkrankung ist bei den verschiedenen Formen der Lebererkrankungen neben der Kodierung des Grades der Lebererkrankungen (Fibrose, Zirrhose, Leberversagen) auch die genaue Verschlüsselung aller Komplikationen erforderlich (z.B. Aszites, Pleuraerguss, hepatorenales Syndrom, Ösophagusvarizenblutung, spontan bakterielle Peritonitis), soweit diese die Definition einer Nebendiagnose erfüllen.

Eine spontan bakterielle Peritonitis (SBP) ist eine bakterielle Entzündung der Peritonealhöhle ohne Hinweis auf eine anderweitige intraabdominelle Ursache der Infektion oder der erhöhten Zellzahl (z. B. Peritonealkarzinose, Tuberkulose, Cholezystitis,...). Die SBP wird bei Nachweis von > 250 neutrophilen Granulozyten pro µl im Aszites diagnostiziert. Bakteraszites definiert dagegen eine Kolonisation des Aszites mit Bakterien ohne Nachweis einer inflammatorischen Reaktion im Peritonealraum (Granulozyten < 250/µl). Eine Therapie-Indikation besteht in beiden Fällen.

Die hepatische Enzephalopathie kann nach den West-Haven-Kriterien in fünf verschiedene Schweregrade unterteilt und entsprechend spezifisch mit K72.71 bis K72.74 kodiert werden. Die minimale hepatische Enzephalopathie (Grad 0, MHE) kann nur in neuropsychometrischen Tests erfasst werden. Für letztere existiert bislang kein spezifischer ICD-Kode. Eine abschließende Empfehlung zur Kodierung kann derzeit nicht gegeben werden.

Das Leberversagen ist gekennzeichnet durch die akute Entwicklung eines Ikterus, eine akute Einschränkung der Lebersyntheseleistung (insbes. als Koagulopathie durch Mangel an hepatisch synthetisierten Gerinnungsfaktoren) und die hepatische Enzephalopathie. Wenn keine Lebererkrankung vorbekannt ist und je nachdem, ob diese Symptom-Trias in einem Zeitraum < 7 Tagen, 7–28 Tagen oder 4–24 Wochen auftritt, wird vom hyperakuten, akuten oder subakuten/protrahierten Leberversagen gesprochen. Dieses wird bei alkoholtoxischer Genese mit K70.40, bei allen anderen Ätiologien mit K72.0 kodiert.

Kommt es bei einer bereits vorbestehenden chronischen Lebererkrankung neben der akuten Dekompensation der Leber zusätzlich zu einem (Mehr-)Organversagen, spricht man von einem Akut-auf-chronischen Leberversagen (ACLF). Bei einem ACLF kann es zu einem Nierenversagen, respiratorischer Insuffizienz, hepatischer Enzephalopathie, Koagulopathie und/oder Kreislaufversagen kommen. Ähnlich wie beim SOFA-Score bei der Sepsis wird anhand eines Score-Systems (CLIF-C Organ Failure-Score) entsprechend Anzahl und Ausmaß der betroffenen Organsysteme ein Punktwert errechnet, wonach das ACLF in drei Schweregrade (ACLF Grad 1–3) eingeteilt werden kann. Das ACLF wird bei alkoholtoxischer Genese mit K70.42 *Akut-auf-chronisches alkoholisches Leberversagen*, bei allen anderen Ätiologien mit K72.10 *Akut-auf-chronisches Leberversagen, anderenorts nicht klassifiziert* kodiert.

Tritt die o.g. Symptomtrias (Ikterus, Einschränkung der Lebersynthesefunktion, hepatische Enzephalopathie) nicht akut auf, sondern entwickelt sich über einen längeren Zeitraum (> 24 Wochen), so besteht ein chronisches Leberversagen, das bei äthyltoxischer Genese mit K70.41 *Chronisches alkoholisches Leberversagen* kodiert wird. Für das chronische Leberversagen anderer Genese wird der Kode K72.18 *Sonstiges und nicht näher bezeichnetes chronisches Leberversagen, anderenorts nicht klassifiziert* angewandt. Auch eine Leberzirrhose, deren Vorliegen histologisch oder bildgebend nachzuweisen ist, geht zumindest in den fortgeschrittenen Stadien (Child-Pugh B und C) in der Regel mit einem chronischen Leberversagen einher.

K72.0	Akutes und subakutes Leberversagen, anderenorts nicht klassifiziert
K72.10	Akut-auf-chronisches Leberversagen, anderenorts nicht klassifiziert
ND: R18	Aszites
K65.00	Spontane bakterielle Peritonitis [SBP] (akut)
K76.6	Portale Hypertonie
K76.7	Hepatorenales Syndrom
J91*	Pleuraerguss bei anderenorts klassifizierten Krankheiten {auch: Hydrothorax bei portaler Hypertension}
D68.4	Erworbener Mangel an Gerinnungsfaktoren
D69.5-	Sekundäre Thrombozytopenie
I98.2*	Ösophagus- und Magenvarizen bei anderenorts klassifizierten Krankheiten, ohne Angabe einer Blutung

I98.3* Ösophagus- und Magenvarizen bei anderenorts klassifizierten Krankheiten, mit Angabe einer Blutung
I81 Pfortaderthrombose
K64.- Hämorrhoiden und Perianalvenenthrombose
K72.7-! Hepatische Enzephalopathie und Coma hepaticum
E26.1 Sekundärer Hyperaldosteronismus
G31.2 Degeneration des Nervensystems durch Alkohol
G62.1 Alkohol-Polyneuropathie
G63.8* Polyneuropathie bei sonstigen anderenorts klassifizierten Krankheiten

Bei einer bekannten Leberzirrhose kann es zu einer, oft schwerwiegenden Verschlechterung der Nierenfunktion im Sinne eines hepatorenalen Syndroms kommen. Für das hepatorenale Syndrom gibt es spezifische Diagnosekriterien; die Diagnose muss durch die behandelnden Ärzt*innen gestellt werden. Ebenfalls gibt es eine spezifische Therapie für das hepatorenale Syndrom.

Eine Niereninsuffizienz, die nicht als hepatorenales Syndrom gewertet wird, ist mit dem Kodes N17.9- *Akutes Nierenversagen, nicht näher bezeichnet* oder N18.- *Chronische Nierenkrankheit* oder N19 *Nicht näher bezeichnete Niereninsuffizienz* zu kodieren. Die genauen Definitionen der Stadien sind dem ICD zu entnehmen.

Ein hepatopulmonales Syndrom kann mit I28.8 *Sonstige näher bezeichnete Krankheit der Lungengefäße* und J96.9- *Respiratorische Insuffizienz, nicht näher bezeichnet* kodiert werden.

Liegt ein chylöser Aszites vor, sollte zusätzlich zu R18 *Aszites* noch I89.8 kodiert werden:

I89.8 Sonstige näher bezeichnete nichtinfektiöse Krankheiten der Lymphgefäße und Lymphknoten

3.6.9 Aufnahmegrund Leberzirrhose

Die Kodierung der Leberzirrhose richtet sich in der ICD-10-GM nach der Ursache der Erkrankung. In einigen Schlüsseln sind Ursache und Ausprägung zusammengefasst (z. B. K70.3 *Alkoholische Leberzirrhose*); bei anderen ist eine korrekte Beschreibung nur über zwei Kodierungen möglich (z. B. Zirrhose auf dem Boden einer chronischen Virushepatitis).

Wird ein*e Patient*in wegen einer Leberzirrhose stationär aufgenommen und die ätiologisch zugrundeliegende Erkrankung nicht behandelt, so ist die Zirrhose Hauptdiagnose. Die Ätiologie sowie relevante Komplikationen sind als Nebendiagnosen anzugeben.

Beispiel 1

Eine Patientin kommt wegen einer äthyltoxischen Leberzirrhose mit Alkoholabhängigkeitssyndrom zur stationären Aufnahme.

HD: K70.3	Alkoholische Leberzirrhose
ND: F10.2	Psychische und Verhaltensstörungen durch Alkohol: Abhängigkeitssyndrom

Beispiel 2

Ein Patient kommt wegen einer Leberzirrhose bei Primär sklerosierender Cholangitis (PSC) zur stationären Aufnahme.

HD: K74.6	Sonstige und nicht näher bezeichnete Zirrhose der Leber
ND: K83.00	Primär sklerosierende Cholangitis

Beispiel 3

Eine Patientin wird wegen einer durch eine chronische Rechtsherzinsuffizienz bedingten dekompensierten Cirrhose cardiaque mit Aszites stationär aufgenommen.

K76.1	Chronische Stauungsleber
K74.71!	Leberzirrhose, Stadium Child-Pugh B
I50.00	Primäre Rechtsherzinsuffizienz
R18	Aszites

3.6.10 Aufnahmegrund Folgeerkrankung der Leberzirrhose

Wird der/die Patient*in dagegen wegen einer Folgeerkrankung aufgenommen oder ist diese führend für die Aufnahme und den Behandlungsverlauf, so ist die Folgeerkrankung Hauptdiagnose und die Zirrhose Nebendiagnose.

Beispiel 1

Ein Patient kommt wegen eines Leberzellkarzinoms (HCC) bei kompensierter Leberzirrhose auf dem Boden einer chronischen Hepatitis C zur stationären Aufnahme. Im Rahmen des stationären Aufenthaltes erfolgt eine transarterielle Chemoembolisation des Leberherdes (TACE).

HD: C22.0	Leberzellkarzinom
ND: B18.2	Chronische Virushepatitis C
ND: K74.6	Sonstige und nicht näher bezeichnete Zirrhose der Leber
8-836.9a	(Perkutan-)transluminale Gefäßintervention: Selektive Embolisation mit embolisierenden Flüssigkeiten: Gefäße viszeral
8-83b.2x	Zusatzinformationen zu Materialien: Art der Flüssigkeiten zur selektiven Embolisation: Sonstige Flüssigkeiten
8-541.6	Instillation von und lokoregionale Therapie mit zytotoxischen Materialien und Immunmodulatoren: Arteriell

---

Beispiel 2

Eine Patientin mit Leberzirrhose auf dem Boden einer chronischen Hepatitis C wird wegen Bauchschmerzen aufgenommen. Die Aszitespunktion zeigt eine spontane bakterielle Peritonitis durch E. coli.

HD: K65.00	Spontane bakterielle Peritonitis [SBP] (akut)
B96.2!	Escherichia coli [E. coli] und andere Enterobacterales als Ursache von Krankheiten, die in anderen Kapiteln klassifiziert sind

ND: B18.2 Chronische Virushepatitis C
ND: K74.6 Sonstige und nicht näher bezeichnete Zirrhose der Leber
R18 Aszites
1-853.2 Diagnostische (perkutane) Punktion und Aspiration der Bauchhöhle: Aszitespunktion

Beispiel 3

Ein Patient mit alkoholischer Leberzirrhose wird aufgenommen mit Dyspnoe aufgrund eines durch die Leberzirrhose bedingten Pleuraergusses. In diesem Fall wird aufgrund des ätiologischen Zusammenhangs nicht mit dem unspezifischeren Kode J94.8 *Hydrothorax o. n. A.*, sondern mit J91* kodiert.

HD: K70.3 Alkoholische Leberzirrhose
J91* Pleuraerguss bei anderenorts klassifizierten Krankheiten

3.6.11 Mit der Lebererkrankung assoziierte psychische Störungen

Für psychische und Verhaltensstörungen durch Alkohol stehen folgende Kodes zur Verfügung:

F10.- *Psychische und Verhaltensstörungen durch Alkohol*

Beispiel 1

Eine Patientin kommt in somnolentem Zustand bei äthyltoxischer Leberzirrhose mit hepatischer Enzephalopathie und Leberversagen in die Klinik. Bei Aszites und Pleuraerguss entwickelt sie während des stationären Aufenthaltes ein hepatorenales Syndrom sowie ein schweres Alkoholentzugssyndrom mit Delir. Der Aszites wird entlastet.

HD: K70.42 Akut-auf-chronisches alkoholisches Leberversagen
K72.72! Hepatische Enzephalopathie Grad 2
J91* Pleuraerguss bei anderenorts klassifizierten Krankheiten
ND: K76.7 Hepatorenales Syndrom

ND: R18 Aszites
ND: F10.4 Psychische und Verhaltensstörungen durch Alkohol: Entzugssyndrom mit Delir
8-153 Therapeutische perkutane Punktion der Bauchhöhle

Anmerkung

Die Prozedur 8-985.- *Motivationsbehandlung Abhängigkeitskranker* [Qualifizierter Entzug] für den qualifizierten Entzug ermöglicht eine differenziertere Darstellung der Behandlung der Alkoholkrankheit.

Beispiel 2

Bei einem Patienten ohne Vorerkrankungen kommt es aufgrund einer in suizidaler Absicht stattgehabten Paracetamolintoxikation zu einem toxischen Leberversagen. In der Leberbiopsie zeigen sich Leberzellnekrosen.

HD: K71.1 Toxische Leberkrankheit mit Lebernekrose
ND: K72.0 Akutes und subakutes Leberversagen, anderenorts nicht klassifiziert
ND: T39.1 Vergiftung: 4-Aminophenol-Derivate

3.7 Erkrankungen des Pankreas und des Gallensystems

3.7.1 Erkrankungen des Pankreas

3.7.1.1 Akute Pankreatitis

Die akute Pankreatitis sollte entsprechend der jeweiligen Ätiologie spezifisch kodiert werden:

K85.0- Idiopathische akute Pankreatitis
K85.1- Biliäre akute Pankreatitis
K85.2- Alkoholinduzierte akute Pankreatitis
K85.3- Medikamenten-induzierte akute Pankreatitis

Eine Post-ERCP-Pankreatitis (PEP), wie sie als Komplikationen einer endoskopischen Untersuchung oder Therapie am Gallengang vorkommen kann, kann mit K85.8- *Sonstige akute Pankreatitis* kodiert werden.

Eine akute Pankreatitis wird zudem in Abhängigkeit vom Vorliegen einer Organkomplikation an der 5. Stelle differenziert kodiert:

K85.00	Idiopathische akute Pankreatitis: Ohne Angabe einer Organkomplikation
K85.01	Idiopathische akute Pankreatitis: Mit Organkomplikation

Unter Organkomplikationen sind z.B. Pankreasabszesse oder akute, eitrige und hämorrhagische Pankreasnekrosen oder ein rupturierter Pankreasgang (disrupted pancreatic duct) zusammenzufassen. Auch Komplikationen an anderen Organen (z.B. respiratorische Insuffizienz bei SIRS, akutes Nierenversagen, Schock etc.) als Folge der Pankreatitis sollten hierunter gefasst werden. Organfremde Komplikationen sind zusätzlich über eigenständige Kodes spezifisch zu kodieren.

Ein systemisches inflammatorisches Response Syndrom (SIRS) kommt bei einer Pankreatitis durchaus vor, allerdings primär nicht infektiöser Genese. Es sollte mit R65.2! *Systemisches inflammatorisches Response-Syndrom nichtinfektiöser Genese ohne Organkomplikationen* oder mit R65.3! *Systemisches inflammatorisches Response-Syndrom nichtinfektiöser Genese mit Organkomplikationen* bei Vorliegen von Organkomplikationen kodiert werden. Ein SIRS liegt vor, wenn zwei oder mehrere der folgenden Kriterien erfüllt sind:

- Körpertemperatur ≤ 36 °C oder ≥ 38 °C
- Herzfrequenz ≥ 90/min
- Atemfrequenz ≥ 20/min
- Leukozyten ≥ 12 GPt/l oder ≤ 4 GPt/l

3.7.1.2 Chronische Pankreatitis

Für die chronische Pankreatitis stehen folgende Kodes zur Verfügung:

K86.0	Alkoholinduzierte chronische Pankreatitis
K86.1-	Sonstige chronische Pankreatitis
K86.10	Autoimmunpankreatitis [AIP]
K86.11	Hereditäre Pankreatitis
K86.18	Sonstige chronische Pankreatitis

Bei einem akuten Schub einer chronischen Pankreatitis wird zunächst die akute Form verschlüsselt, die chronische Form als weitere Diagnose.

Beispiel

Eine Patientin wird wegen eines akuten Schubes bei chronischer idiopathischer Pankreatitis ohne Organkomplikationen behandelt.

K85.00	Idiopathische akute Pankreatitis: Ohne Angabe einer Organkomplikation
K86.18	Sonstige chronische Pankreatitis

Für Pankreaszysten stehen zwei Kodes zur Verfügung:

K86.2	Pankreaszyste
K86.3	Pseudozyste des Pankreas

Pankreaszysten können neoplastisch sein, sind jedoch nicht immer als prämaligne einzustufen.

Eine intraduktale papillär-muzinöse Neoplasie (IPMN), eine muzinös-zystische Neoplasie (MCN), eine solid-pseudopapilläre Neoplasie (SPN) oder eine serös-zystische Neoplasie (SCN) kann mit D37.70 *Neubildung unsicheren oder unbekannten Verhaltens: Pankreas* verschlüsselt werden.

Postentzündliche Zysten nach abgelaufener Pankreatitis werden als Pseudozysten bezeichnet und sind daher mit K86.3 *Pseudo-*

zyste des Pankreas zu verschlüsseln. Andere nicht neoplastische Pankreaszysten sind mit K86.2 *Pankreaszyste* zu kodieren.

Eine infizierte Pankreaszyste oder Pseudozyste kann nur mit dem allgemeinen Kode K86.2 *Pankreaszyste* oder K86.3 *Pseudozyste des Pankreas* verschlüsselt werden. Wenn ein Keim nachgewiesen wurde, kann dieser mit einem Kode aus den Bereichen B95.-! *Streptokokken und Staphylokokken als Ursache von Krankheiten, die in anderen Kapiteln klassifiziert sind* oder B96.-! *Sonstige näher bezeichnete Bakterien als Ursache von Krankheiten, die in anderen Kapiteln klassifiziert sind* angegeben werden. Eine infizierte Pseudozyste mit Eiter entspricht einem Abszess und kann daher mit K65.09 *Sonstige und nicht näher bezeichnete Peritonitis* angegeben werden.

Einer Pankreaspseudozyste, insbesondere wenn diese rezidiviert, liegt nicht selten auch ein rupturierter Pankreasgang (disrupted pancreatic duct) zugrunde. Die Pseudozyste läuft dann über diese Fistel immer wieder nach und ist nur schwer durch z. B. Stentanlage in den Pankreasgang mit Überbrückung der Ruptur zu behandeln. Da diese Erkrankung allerdings einen Folgezustand Wochen, Monate und manchmal auch Jahre nach dem akuten Schub der Pankreatitis darstellt, sollte hier der Code für akute Pankreatitis mit Organkomplikationen nicht mehr verwendet werden, sondern der unspezifische Code K86.88 *Sonstige näher bezeichnete Krankheiten des Pankreas* kodiert werden.

Pankreasgangstenosen, Pankreassteine, exokrine Pankreasinsuffizienz, Pankreasfisteln können ab der ICD-Version 2022 wie folgt verschlüsselt werden:

K86.80	Pankreasgangstein ohne Pankreasgangstenose
K86.81	Pankreasgangstein mit Pankreasgangstenose
K86.82	Sonstige Pankreasgangstenose
K86.83	Exokrine Pankreasinsuffizienz
K86.84	Pankreatoduodenale Fistel

Für weitere Erkrankungen wie z. B. Pankreasfibrose steht ebenfalls nur der unspezifische Kode K86.88 *Sonstige näher bezeichnete Krankheiten des Pankreas* zur Verfügung.

Wenn ein*e Patient*in zur Kontrolle einer mit einem Stent versorgten Erkrankung des Pankreas erneut stationär aufgenommen wird und nach Durchführung einer Endoskopie keine weitere endoskopische Therapie mehr erforderlich ist, sondern lediglich der Stent entfernt wurde, ist die ursprüngliche Diagnose, die zur Einlage des Stents führte, die Hauptdiagnose.

3.7.2 Krankheiten der Gallenblase und Gallenwege

3.7.2.1 Cholelithiasis

Steine im Gallengangssystem werden primär nach der Lokalisation kodiert und danach, ob eine begleitende Entzündung von Gallenblase oder Gallenwegen vorliegt:

K80.0-	Gallenblasenstein mit akuter Cholezystitis
K80.1-	Gallenblasenstein mit sonstiger Cholezystitis
K80.2-	Gallenblasenstein ohne Cholezystitis
K80.3	Gallengangsstein mit Cholangitis
K80.4-	Gallengangsstein mit Cholezystitis
K80.5-	Gallengangsstein ohne Cholangitis oder Cholezystitis

Bei allen hier aufgeführten Kodes wird an der 5. Stelle unterschieden, ob eine Gallenwegsobstruktion, d. h. ein teilweiser oder kompletter Verschluss des Gallengangs, vorliegt.

Sludge im Sinne einer Mikrolithiasis wird ebenfalls mit den o. g. Kodes verschlüsselt.

3.7.2.2 Andere Erkrankungen

Eine Entzündung oder Obstruktion ohne Bezug auf Steine werden mit folgenden Kodes verschlüsselt:

K83.00	Primär sklerosierende Cholangitis
K83.01	Sekundär sklerosierende Cholangitis
K83.08	Sonstige Cholangitis
K83.09	Cholangitis, nicht näher bezeichnet
K83.1	Verschluss des Gallenganges
K81.0	Akute Cholezystitis
K81.1	Chronische Cholezystitis

Eine Cholangitis oder Cholezystitis, die nach einer ERCP (Post-ERCP-Cholangitis, PEC) als Komplikation auftritt, ist mit K83.08 *Sonstige Cholangitis* oder K81.8 *Sonstige Formen der Cholezystitis* zu verschlüsseln.

Die primär biliäre Cholangitis (PBC) wird mit K74.3 *Primäre biliäre Cholangitis* kodiert. Diese früher auch als „Primär biliäre Zirrhose" bezeichnete, seltene autoimmun-vermittelte Lebererkrankung ist eine chronisch verlaufende, nicht-eitrige, destruierende Entzündung der mikroskopisch kleinsten Gallenwege.

Davon abzugrenzen ist die K83.00 *Primär sklerosierenden Cholangitis*, eine chronische, progredient verlaufende Entzündung der intra- und extrahepatischen Gallenwege, die im Verlauf zu entzündlichen und/oder narbigen Strikturen der Gallenwege mit perlschnurartigen Gallenwegserweiterungen und zur Leberzirrhose führt. Diagnostik, Therapie und Prognose unterscheiden sich fundamental von der PBC, weshalb beide Erkrankungen nicht miteinander verwechselt werden dürfen.

Die sekundär sklerosierende Cholangitis (SSC) zeigt ebenfalls entzündliche und/oder narbige Strikturen der intra- und/oder extrahepatischen Gallenwege mit perlschnurartigen Gallenwegserweiterungen. Im Gegensatz zur PSC ist hier jedoch eine Ursache, z. B. eine Störung der Gallengangsdurchblutung oder eine Behandlung mit Immuncheckpointinhibitoren bekannt.

Folgende Kodes stehen für weitere Erkrankungen am Gallenwegsystem zur Verfügung:

K82.1	Hydrops der Gallenblase
K82.2	Perforation der Gallenblase
K82.3	Gallenblasenfistel
K83.2	Perforation des Gallenganges
K83.3	Fistel des Gallenganges
K83.4	Spasmus des Sphinkter Oddi
K83.5	Biliäre Zyste

Ein Hydrops der Gallenblase hat einen eigenen Kode. Dagegen kann ein Empyem oder Abszess der Gallenblase nur mit dem allgemeinen Kode K81.0 *Akute Cholezystitis* verschlüsselt werden.

Ein Biliom sollte mit K83.2 *Perforation des Gallenganges* kodiert werden. Dieser Kode beschreibt am ehesten die Situation für das meist nach chirurgischen Eingriffen oder nach ERCP entstandene Biliom. Auch wenn es bildgebend einer Zyste ähnelt, ist es doch eine gedeckte Perforation ohne Epithelauskleidung der zystischen Formation und somit nicht mit K83.5 *Biliäre Zyste* zu kodieren.

Ist die Genese des Bilioms chirurgischer Art, dann kann der Kode K91.81 *Insuffizienzen von Anastomosen und Nähten nach Operationen an Gallenblase und Gallenwegen* als zweiter Kode hinzugefügt werden. Bei einem durch eine ERCP entstandenem Biliom kann der Kode K91.88 *Sonstige Krankheiten des Verdauungssystems nach medizinischen Maßnahmen, andernorts nicht klassifiziert* angegeben werden. Falls das Biliom der Grund für die stationäre Aufnahme war, ist K83.2 Perforation des Gallenganges als Hauptdiagnose und nicht K91.81 zu kodieren, da K83.2 der spezifischere Kode ist.

Ein Biliom infolge eines Traumas ist mit S36.18 *Verletzung der Leber oder der Gallenblase, Gallengang* zu kodieren.

Beispiel 1

Bei einem Patienten mit einer Choledocholithiasis wird zunächst ein Stent eingelegt und für die endgültige Entfernung der Steine ein weiterer Aufenthalt geplant. Es erfolgt jedoch eine Wiederaufnahme zu einem früheren Zeitpunkt mit Zeichen der Cholangitis (Fieber, Ikterus). Bei der ERC zeigt sich ein mit Krümeln und Sludge verschlossener Stent.

HD: K83.08 Sonstige Cholangitis
ND: T85.75 Infektion und entzündliche Reaktion durch interne Prothesen, Implantate oder Transplantate im hepatobiliären System und Pankreas
ND: T85.53 Mechanische Komplikation durch Prothesen, Implantate oder Transplantate in den Gallenwegen

Wenn im gleichen Aufenthalt nun noch die Gallengangssteine entfernt werden, ist K80.31 *Gallengangsstein mit Cholangitis: mit Obstruktion* zusätzlich als ND zu kodieren.

Beispiel 2

Eine Patientin mit einer Gallengangsstenose bei einem Pankreaskopfkarzinom wurde mit einem Stent versorgt. Jetzt stellt sie sich vor mit Cholestase und Ikterus. Sonographisch zeigen sich erweiterte intrahepatische Gallenwege als Zeichen der Okklusion des Stents.

HD: K83.1 Verschluss des Gallengangs
ND: C25.0 Bösartige Neubildung: Pankreaskopf

T85.53 *Mechanische Komplikation durch Prothesen und Implantate oder Transplantate in den Gallenwegen* wird nicht kodiert, denn die Progression bzw. der Druck des Tumors von außen führt zum Stentverschluss.

Falls eine weitere Komplikation des Pankreaskopfkarzinoms behandelt wird oder ein Staging durchgeführt wird oder eine Behandlung des Tumors im gleichen Aufenthalt erfolgt, ist nach dem Beschluss des Schlichtungsausschuss C25.0 Hauptdiagnose (DKR 0201).

Beispiel 3

Bei einem Patienten besteht eine Stenose des distalen Gallengangs und Gallengangsteine. Die Steine können durch die Stase der Galle infolge der Stenose entstehen oder die Stenose entsteht durch die Steine. Es ist nicht immer eindeutig festzulegen, welche Kausalität vorliegt. Entsprechend der wahrscheinlichsten Genese ergeben sich zwei Kodiermöglichkeiten.

K83.1	Verschluss des Gallengangs
K80.50	Gallengangsstein ohne Cholangitis oder Cholezystitis: Ohne Angabe einer Gallengangsobstruktion

Das Exklusivum bei K83.1 (Exkl: mit Cholelithiasis (K80.-)) ist kein „ausschließendes" Exklusivum, welches die zusätzliche Kodierung von K80.- ausschließt, sondern nur der Hinweis, dass für die Kodierung einer Cholelithiasis die Kodes aus K80.- zur Verfügung stehen. Da in dem erwähnten Beispiel allerdings die Stenose/Obstruktion nicht durch die Cholelithiasis bedingt ist, sondern diese konsekutiv aufgrund der Stenose entsteht, kann die Cholelithiasis zusätzlich kodiert werden.

Oder:

K80.51	Gallengangsstein ohne Cholangitis oder Cholezystitis: Mit Angabe einer Gallengangsobstruktion

Beispiel 4

Eine Patientin wird aufgenommen zur Entfernung von Gallengangssteinen. Zum Zeitpunkt der ERCP besteht keine Cholangitis. In der Nacht nach dem Eingriff entwickelt die Patientin eine Cholangitis.

HD: K80.51	Gallengangsstein ohne Cholangitis oder Cholezystitis: mit Gallenwegsobstruktion
ND: K83.08	Sonstige Cholangitis

Beispiel 5

Ein Patient mit einer bekannten PSC mit einer hochgradiger Stenose im D. choledochus wird zur geplanten ERC mit Cholangioskopie, Biopsieentnahme und Ballondilatation aufgenommen. Nach dem Eingriff erleidet er eine infektiöse Cholangitis mit Fieber und dem Nachweis von E. coli in der Blutkultur. Die SOFA-Kriterien für eine Sepsis sind nicht erfüllt.

K83.1	Verschluss des Gallengangs
K83.00	Primär sklerosierende Cholangitis
K83.08	Sonstige Cholangitis
A49.82	Infektion durch Escherichia coli [E. coli] und andere Enterobacterales nicht näher bezeichneter Lokalisation

3.7.3 Neubildungen

3.7.3.1 Bösartige Neubildungen

Die Malignome des Pankreas werden unter C25.- verschlüsselt, die Lokalisation wird an 4. Stelle angegeben:

C25.0	Bösartige Neubildung: Pankreaskopf
C25.1	Bösartige Neubildung: Pankreaskörper
C25.2	Bösartige Neubildung: Pankreasschwanz
C25.3	Bösartige Neubildung: Ductus pancreaticus
C25.4	Bösartige Neubildung: Endokriner Drüsenanteil des Pankreas
C25.8	Bösartige Neubildung: Pankreas, mehrere Teilbereiche überlappend

Die Einteilung erfolgt nach der Lokalisation, nicht nach der Histologie, so wird der neuroendokrine Tumor (NET), der seinen Ursprung im Pankreas hat, mit einem der o. g. Kodes verschlüsselt. Die Besonderheiten von Verlauf und Behandlung können somit nicht mit der Diagnose zum Ausdruck gebracht werden.

Die Malignome der Gallenblase und -wege werden mit folgenden Kodes verschlüsselt:

C22.1	Intrahepatisches Gallengangskarzinom

C24.0 Bösartige Neubildung: Extrahepatischer Gallengang
C24.1 Bösartige Neubildung: Ampulla hepatopancreatica [Ampulla Vateri]
C23 Bösartige Neubildung der Gallenblase

Eine Neubildung der Papille wird im ICD-System dem Bereich des extrahepatischen Gallengangs zugeordnet und nicht dem Bereich des Pankreas (siehe alphabetisches Verzeichnis der ICD-10-GM unter Neubildungen).

3.7.3.2 Gutartige Neubildungen

Leber

D13.4 Gutartige Neubildung: Leber
{intrahepatische Gallengänge}
D13.5 Gutartige Neubildung: Extrahepatische Gallengänge und Gallenblase
{auch: gutartige Neubildung Papilla Vateri}

Pankreas

D13.6 Gutartige Neubildung: Pankreas
D13.7 Gutartige Neubildung: Endokriner Drüsenanteil des Pankreas

3.7.3.3 Carcinoma in situ

D01.5 Carcinoma in situ: Leber, Gallenblase und Gallengänge
{Ampulla hepatopancreatica}
D01.7 Carcinoma in situ: Sonstige näher bezeichnete Verdauungsorgane
{Pankreas}

3.7.3.4 Neubildungen unsicheren oder unbekannten Verhaltens

D37.6	Neubildung unsicheren oder unbekannten Verhaltens: Leber, Gallenblase und Gallengänge {einschl. Ampulla hepatopancreatica}
D37.70	Neubildung unsicheren oder unbekannten Verhaltens: Pankreas

Am Kapitelanfang des ICD-Verzeichnisses von D37 bis D48 wird erläutert:

Zitat: *„In den Kategorien D37-D48 sind Neubildungen mit unsicherem oder unbekanntem Verhalten nach ihrem Ursprungsort klassifiziert, d. h. es bestehen Zweifel daran, ob die Neubildung bösartig oder gutartig ist. Solchen Neubildungen ist in der Klassifikation der Morphologie der Neubildungen der Malignitätsgrad/1 zugeordnet."*

Primär ist damit gemeint, dass unklar ist, ob sich die Neubildung maligne oder benigne verhält. Somit sind mit D37.70 *Neubildung unsicheren oder unbekannten Verhaltens: Pankreas* zystische Neoplasien des Pankreas zu kodieren, solange sie nicht eindeutig als maligne diagnostiziert wurden.

Allerdings werden diese Kodes häufig auch verwendet, wenn der klinische Verdacht ein Malignom nahelegt, eine Histologie entweder noch nicht durchgeführt wurde oder die Biopsie nicht aussagekräftig war (z. B. bei zu wenig Untersuchungsmaterial). Diese Situation ist gerade im Bereich des Pankreas häufig anzutreffen. Die Kodierung hängt dann von der weiteren klinischen Vorgehensweise ab.

Die Kodierrichtlinien besagen, dass bei Behandlung der Verdachtsdiagnose diese auch kodiert wird. Wenn hingegen nur untersucht wird, dann ist das zugrundeliegende Symptom zu kodieren und nicht die Verdachtsdiagnose.

Beispiel

Bei einer durch Bildgebung diagnostizierten Neoplasie im Pankreaskopf, die histologisch nicht gesichert werden konnte, wird aufgrund des klinischen Bildes eine Chemotherapie durchgeführt.

C25.0 Bösartige Neubildung: Pankreaskopf

Anmerkung

Da trotz fehlender Histologie eine Behandlung wie bei einem nachgewiesenen Pankreaskarzinom erfolgte, ist ein Kode aus C25.- zu verschlüsseln.

3.8 Lokalisationsübergreifende Erkrankungen

3.8.1 Gastrointestinale (GI-)Blutung

3.8.1.1 Allgemein

Zur Kodierung von gastrointestinalen Blutungen bietet die ICD-10-GM verschiedene Möglichkeiten.

Es existieren:

- Kodes, die die gastrointestinale Blutung spezifisch in Bezug auf ihre Ursache und ihre Lokalisation beschreiben, z. B.
  - K25.0 *Ulcus ventriculi: Akut, mit Blutung*
- Kodes, die die gastrointestinale Blutung unspezifisch in Bezug auf ihre Ursache, aber spezifisch auf ihre Lokalisation beschreiben, z. B.
  - K22.81 *Ösophagusblutung*
  - K62.5- *Hämorrhagie des Anus und des Rektums*

- Kodes, die die gastrointestinale Blutung unspezifisch beschreiben, z. B.
  - K92.2 *Gastrointestinale Blutung, nicht näher bezeichnet*
  - K92.0 *Hämatemesis*
  - K92.1 *Meläna*

Um eine Fehlkodierung mit den Kodes aus K92.- zu vermeiden, sollten die Exklusiva der ICD-Kodes K92.- beachtet werden:

- Akute hämorrhagische Gastritis (K29.0)
- Angiodysplasie des Dünndarmes mit Blutung (K55.32)
- Angiodysplasie des Kolons mit Blutung (K55.22)
- Angiodysplasie des Magens und des Duodenums mit Blutung (K31.82)
- Hämorrhagie von Anus und Rektum (K62.5-)
- Mit Ulcus pepticum (K25-K28)
- Ösophagusblutung (K22.81)

Wird nach stationärer Aufnahme zur Abklärung einer GI-Blutung die klinisch plausible Ursache (z. B. Ulkus) gefunden, wird diese „mit Blutung" kodiert, auch wenn während der Untersuchung keine Blutungszeichen mehr bestehen (also unabhängig von der Forrest-Klassifikation) (DKR 1105).

Forrest-Klassifikation der Ulkus-bedingten Blutungen im oberen GI-Trakt

Klasse		Endoskopische Zeichen
I	a	Akute Blutung: arteriell, pulsierend
	b	Akute Blutung: venös, sickernd
II	a	Stattgehabte Blutung: sichtbarer Gefäßstumpf ohne Blutung
	b	Stattgehabte Blutung: anhaftendes Blutkoagel
	c	Stattgehabte Blutung: Hämatinbelag
III		Keine aktuelle Blutung: Fibrinbelag

Beispiel 1

Eine Patientin wird mit unklarer gastrointestinaler Blutung aufgenommen. Bei der Gastroskopie findet sich als mutmaßliche Ursache der Blutung ein akutes Ulcus duodeni, welches jedoch zum Zeitpunkt der Untersuchung keine Blutungszeichen mehr aufweist (Forrest III). Die korrekte Kodierung lautet also:

K26.0 Ulcus duodeni: Akut, mit Blutung

Beispiel 2

Ein Patient wird mit unklarer gastrointestinaler Blutung aufgenommen. Bei der Ösophagogastroskopie findet sich als plausible Ursache der Blutungen eine schwere Refluxösophagitis, welche jedoch zum Zeitpunkt der Untersuchung keine Blutungszeichen mehr aufweist. Hier lautet die korrekte Kodierung demzufolge:

HD: K21.0 Gastroösophageale Refluxkrankheit mit Ösophagitis
ND: K22.81 Ösophagusblutung

Beispiel 3

Eine Patientin wird mit unklarer gastrointestinaler Blutung aufgenommen. Bei der Koloskopie findet sich als wahrscheinliche Ursache der Blutungen ein Karzinom des Colon descendens, welches jedoch zum Zeitpunkt der Untersuchung keine Blutungszeichen mehr aufweist.

HD: C18.6 Bösartige Neubildung: Colon descendens
ND: K92.2 Gastrointestinale Blutung, nicht näher bezeichnet

Anmerkung

Da kein Kode für ein Malignom mit Blutung existiert, wird hier der unspezifische Kode K92.2 *Gastrointestinale Blutung, nicht näher bezeichnet* hinzugefügt.

Nur in Fällen, in denen ein Ulkus, eine Erosion oder andere potenzielle Blutungsquellen gefunden werden, bei welchen einerseits keine aktuellen Blutungszeichen sichtbar sind, andererseits keine aktuelle Anamnese einer gastrointestinalen Blutung besteht bzw. die Befunde nicht als Ursache der gastrointestinalen

Blutung angesehen werden, wird diese „ohne Blutung" (z. B. K25.3 *Ulcus ventriculi, akut, ohne Blutung oder Perforation*) kodiert.

Folgende Tabelle zeigt Diagnosen, die die Angabe einer Blutung bereits enthalten.

Ösophagus

K22.81	Ösophagusblutung
I85.0	Ösophagusvarizen mit Blutung
I98.3*	Ösophagus- und Magenvarizen bei anderenorts klassifizierten Krankheiten, mit Angabe einer Blutung

Magen

K25.0	Ulcus ventriculi: Akut, mit Blutung
K25.2	Ulcus ventriculi: Akut, mit Blutung und Perforation
K25.4	Ulcus ventriculi: Chronisch oder nicht näher bezeichnet, mit Blutung
K25.6	Ulcus ventriculi: Chronisch oder nicht näher bezeichnet, mit Blutung und Perforation
K29.0	Akute hämorrhagische Gastritis
K31.82	Angiodysplasie des Magens und des Duodenums mit Blutung

Dünn-/Dickdarm

K26.0	Ulcus duodeni: Akut, mit Blutung
K26.2	Ulcus duodeni: Akut, mit Blutung und Perforation
K26.4	Ulcus duodeni: Chronisch oder nicht näher bezeichnet, mit Blutung
K26.6	Ulcus duodeni: Chronisch oder nicht näher bezeichnet, mit Blutung und Perforation
K28.0	Ulcus pepticum jejuni: Akut, mit Blutung
K28.2	Ulcus pepticum jejuni: Akut, mit Blutung und Perforation
K28.4	Ulcus pepticum jejuni: Chronisch oder nicht näher bezeichnet, mit Blutung

K28.6	Ulcus pepticum jejuni: Chronisch oder nicht näher bezeichnet, mit Blutung und Perforation
K27.0	Ulcus pepticum, Lokalisation nicht näher bezeichnet: Akut, mit Blutung
K27.2	Ulcus pepticum, Lokalisation nicht näher bezeichnet: Akut, mit Blutung und Perforation
K27.4	Ulcus pepticum, Lokalisation nicht näher bezeichnet: Chronisch oder nicht näher bezeichnet, mit Blutung
K27.6	Ulcus pepticum, Lokalisation nicht näher bezeichnet: Chronisch oder nicht näher bezeichnet, mit Blutung und Perforation
K31.82	Angiodysplasie des Magens und des Duodenums mit Blutung
K55.32	Angiodysplasie des Dünndarmes mit Blutung
K55.22	Angiodysplasie des Kolons: Mit Blutung

Divertikulitis/Divertikulose

K57.03	Divertikulitis des Dünndarmes mit Perforation, Abszess und Blutung
K57.11	Divertikulose des Dünndarmes ohne Perforation und Abszess, mit Blutung
K57.13	Divertikulitis des Dünndarmes ohne Perforation und Abszess, mit Blutung
K57.23	Divertikulitis des Dickdarmes mit Perforation, Abszess und Blutung
K57.31	Divertikulose des Dickdarmes ohne Perforation oder Abszess, mit Blutung
K57.33	Divertikulitis des Dickdarmes ohne Perforation oder Abszess, mit Blutung
K57.43	Divertikulitis sowohl des Dünndarmes als auch des Dickdarmes mit Perforation, Abszess und Blutung
K57.51	Divertikulose sowohl des Dünndarmes als auch des Dickdarmes ohne Perforation oder Abszess, mit Blutung
K57.53	Divertikulitis sowohl des Dünndarmes als auch des Dickdarmes ohne Perforation oder Abszess, mit Blutung

K57.83	Divertikulitis des Darmes, Teil nicht näher bezeichnet, mit Perforation, Abszess und Blutung
K57.91	Divertikulose des Darmes, Teil nicht näher bezeichnet, ohne Perforation oder Abszess, mit Blutung
K57.93	Divertikulitis des Darmes, Teil nicht näher bezeichnet, ohne Perforation oder Abszess, mit Blutung

Bei Patient*innen mit einer axialen Hiatushernie können sog. Cameron-Läsionen auftreten. Hierbei handelt es sich um typischerweise längliche Geschwüre im Korpusbereich des Magens nahe der Hernie, die als Ursache einer rezidivierenden Blutung eine chronische Eisenmangelanämie auslösen können. Cameron-Läsionen werden in der Regel mit einem Kode angegeben, der die Läsion beschreibt (z. B. K25.0 *Ulcus ventriculi: Akut, mit Blutung* oder K29.0 *Akute hämorrhagische Gastritis*) und zusätzlich mit K44.9 *Hernia diaphragmatica ohne Einklemmung und ohne Gangrän*.

Beispiele potenzieller Blutungsquellen, bei denen im Falle einer Blutung diese zusätzlich kodiert werden muss (z. B. mit K92.- *Hämatemesis*, K92.1 *Meläna*, K92.2 *Gastrointestinale Blutung, nicht näher bezeichnet*, K22.81 *Ösophagusblutung*, K62.5- *Hämorrhagie des Anus und des Rektums*), werden nachfolgend (nicht abschließend) aufgelistet.

K21.0	Gastroösophageale Refluxkrankheit mit Ösophagitis
C15.-	Bösartige Neubildung des Ösophagus
C16.-	Bösartige Neubildung des Magens
K22.6	Mallory-Weiss-Syndrom
K31.7	Polyp des Magens und des Duodenums
K50.-	Crohn-Krankheit [Enteritis regionalis] [Morbus Crohn]
K51.-	Colitis ulcerosa
K52.-	Sonstige nichtinfektiöse Gastroenteritis und Kolitis
K51.4	Inflammatorische Polypen des Kolons
K63.3	Darmulkus
K63.5	Polyp des Kolons
K55.0	Akute Gefäßkrankheiten des Darmes

D12.-	Gutartige Neubildung des Kolons, des Rektums, des Analkanals und des Anus
C18.-	Bösartige Neubildung des Kolons
C19	Bösartige Neubildung am Rektosigmoid, Übergang
C20	Bösartige Neubildung des Rektums
K62.0	Analpolyp
K62.1	Rektumpolyp
K60.-	Fissur und Fistel in der Anal- und Rektalregion
K62.6	Ulkus des Anus und des Rektums
K64.-	Hämorrhoiden und Perianalvenenthrombose

Beispiel 4

Ein Patient wird mit peranaler Blutung aufgenommen. Bei der Koloskopie findet sich als Ursache der Blutungen ein Ulkus des Dickdarms.

HD: K63.3 Darmulkus

ND: K92.2 Gastrointestinale Blutung, nicht näher bezeichnet

Prädisponierende Faktoren, die die Blutung mitbedingen und einen weiteren diagnostischen oder therapeutischen Aufwand hervorrufen, können zusätzlich mit angegeben werden. Eine erhöhte Blutungsneigung (= hämorrhagische Diathese) unter Dauertherapie mit Antikoagulanzien oder Antikörper gegen Gerinnungsfaktoren wird mit einem ICD-Kode aus D68.3- *Hämorrhagische Diathese durch Antikoagulanzien und Antikörper* verschlüsselt.

Bei einer Blutung infolge einer Dauertherapie mit Faktor-Xa-Hemmer (z.B. Apixaban, Rivaroxaban, Edoxaban sowie Fondaparinux) oder Thrombin (Faktor IIa)-Hemmer (z.B. Dabigatran, Lepirudin, Desirudin, Bivalirudin) wird mit dem ICD-Kode D68.35 *Hämorrhagische Diathese durch sonstige Antikoagulanzien* verschlüsselt.

Von diesen im ICD-10 aufgeführten Substanzen zählen die selektiven Faktor-Xa-Hemmer Apixaban, Rivaroxaban, Edoxaban sowie der Faktor IIa-Hemmer Dabigatran zu den direkten oralen Antikoagulanzien (DOAK; synonym neue orale Antikoagulanzien (NOAK)), welche oral eingenommen werden. Der indirekte Faktor-Xa-Hemmer Fondaparinux wird subkutan verabreicht.

Weiterhin gibt es spezifische Kodes für eine Blutung unter Dauertherapie mit Cumarinen D68.33 *Hämorrhagische Diathese durch Cumarine (Vitamin-K-Antagonisten)* und Heparinen D68.34 *Hämorrhagische Diathese durch Heparine*.

Bei einer Blutung unter Dauertherapie mit Thrombozytenaggregationshemmern steht im ICD-10 der Kode D69.80 *Hämorrhagische Diathese durch Thrombozytenaggregationshemmer* {Blutung bei Dauertherapie mit Thrombozytenaggregationshemmern} zur Verfügung.

Zu beachten sind gegebenenfalls auch andere Koagulopathien, wie z. B. die Disseminierte intravasale Gerinnung (DIC) und hereditäre Gerinnungsfaktorenmangel, die mit D65.- bis D68.- verschlüsselt werden.

3.8.1.2 Ösophagus- und Magenvarizen(blutung)

Bei Ösophagus-/Magenvarizen, die in den meisten Fällen durch eine portale Hypertension z. B. bei Lebererkrankung bedingt sind, wird mitunter ein falscher Kode (I85.0) verwendet, da die Abbildung im ICD-Verzeichnnis hier nicht intuitiv verständlich ist und die Stichwortsuche evtl. auf eine falsche Fährte führt. Laut ICD-10-GM hat die Kodierung mit einer Diagnosekombination, also zwei ICD-Kodes zu erfolgen, weil es sich pathophysiologisch um Varizen als Folge einer anderen Erkrankung handelt (I98.3* *Ösophagus- und Magenvarizen bei andernorts klassifizierten Krankheiten, mit Angabe einer Blutung*). Der Kode I85.0 *Ösophagusvarizen mit Blutung* ist in diesem Fall nicht korrekt. Die Anmerkung zu I98.3 weist außerdem darauf hin, dass mit *„andernorts klassifizierten Krankheiten"* Lebererkrankungen (K70–K71, K74.-) und die Schistosomiasis (B65.-) gemeint sind.

Beispiel 1

Ösophagusvarizen mit Blutung bei alkoholischer Leberzirrhose

K70.3	Alkoholische Leberzirrhose
I98.3*	Ösophagus- und Magenvarizen bei anderenorts klassifizierten Krankheiten, mit Angabe einer Blutung

Beispiel 2

Ösophagusvarizen ohne Blutung bei alkoholischer Leberzirrhose

K70.3	Alkoholische Leberzirrhose
I98.2*	Ösophagus- und Magenvarizen bei anderenorts klassifizierten Krankheiten, ohne Angabe einer Blutung

Die Hinweise beim Kode I98.-* weisen auf die häufigsten Ursachen der Varizen hin, die als Bezugskode für I98.-* zu kodieren sind:

K70.-	Alkoholische Leberkrankheit
K71.-	Toxische Leberkrankheit
K74.-	Fibrose und Zirrhose der Leber

Kodes für andere Ursachen der Varizen können auch mit den Kodes I98.2* und I98.3* angegeben werden, z. B. K76.6 *Portale Hypertonie.*

Der Kode I85.0 *Ösophagusvarizen mit Blutung* ist somit nur für Ösophagusvarizen zu verwenden, für die die genannten Bedingungen nicht zutreffen.

Gleiches gilt für den Kode I86.4 *Magenvarizen.*

3.8.1.3 Peranale Blutung

Peranale Blutung bedeutet nicht notwendigerweise eine Blutung des Rektums oder Anus. Sie kann ihren Ursprung auch weiter proximal im Kolon haben und ist deshalb nicht mit einem Kode aus K62.5- *Hämorrhagie des Anus und des Rektums* zu kodieren.

Nur bei Nachweis der Blutungsquelle in diesem Bereich ist neben der Ursache der Blutung z. B. K62.6 *Ulkus des Anus und des Rektums* zusätzlich ein Kode aus K62.5- zu kodieren:

K62.50	Hämorrhagie des Anus
K62.51	Hämorrhagie des Rektums

Wenn die Untersuchungen den aktuellen Ursprung der peranalen Blutung nicht aufzeigen können oder Untersuchungen nicht durchgeführt wurden, ist die peranale Blutung zu kodieren als:

K92.2	Gastrointestinale Blutung, nicht näher bezeichnet

Beispiel

Ein Patient mit kurz zurückliegender Strahlentherapie eines Rektumkarzinoms stellt sich mit peranalem Blutabgang vor. Bei der Rektoskopie wird eine Strahlenproktitis mit blutenden Läsionen gefunden.

K62.7	Strahlenproktitis
K62.51	Hämorrhagie des Rektums

3.8.2 Komplikationen durch Prothesen an den Verdauungsorganen

3.8.2.1 Allgemein

Folgende Kodes aus T85.5- *Mechanische Komplikationen durch gastrointestinale Prothesen, Implantate oder Transplantate* bzw. T85.7- *Infektion und entzündliche Reaktion durch sonstige interne Prothesen, Implantate oder Transplantate* ermöglichen es, eine Fehllage, Leckage, mechanische Obstruktion, Perforation, Verlagerung, (mechanisches) Versagen sowie Infektionen und entzündliche Reaktionen durch Gallengangsprothesen, Metallstents im Gastrointestinaltrakt, PEG u. ä. zu kodieren.

T85.5-	Mechanische Komplikation durch Prothesen, Implantate oder Transplantate

T85.50	Im Ösophagus
T85.51	Im sonstigen oberen Gastrointestinaltrakt
T85.52	Im unteren Gastrointestinaltrakt
T85.53	In den Gallenwegen
T85.54	Im Pankreas
T85.59	Lokalisation nicht näher bezeichnet
T85.7-	Infektion und entzündliche Reaktion durch interne Prothesen, Implantate oder Transplantate
T85.75	Im hepatobiliären System und im Pankreas
T85.76	Im sonstigen Gastrointestinaltrakt

Eine spezifische Erkrankung durch Prothesen/Stents wird ebenfalls kodiert, z. B. eine Sepsis infolge einer Infektion durch eine Prothese oder ein Duodenalulkus auf der der Papille gegenüberliegender Seite, das durch die Irritation eines zu weit ins Duodenum ragenden Stents/Prothese entstanden ist.

3.8.2.2 Buried-bumper-Syndrom

Beim Buried-bumper-Syndrom handelt es sich um eine Langzeitkomplikation der perkutanen endoskopischen Gastrostomie (PEG) durch Pflegefehler. Als Folge unzureichender Mobilisierung oder zu festen Zuges der Halteplatte an die Magenwand heran kommt es zu einem Überwuchern der inneren Halteplatte (also im Magen) durch Bildung von Granulationsgewebe der umgebenden Magenschleimhaut, bis hin zu einem vollständigen Einwachsen der Halteplatte in die Magenwand. Mögliche Folge ist eine Sondendysfunktion mit fehlender Durchgängigkeit, Sekret- oder Nahrungsverhalt innerhalb der Magenwand sowie Abszedierung. Für die Kodierung stehen – in Abhängigkeit davon, ob es sich um eine PEG oder PEJ handelt – die folgenden beiden Kodes zur Verfügung:

T85.51 Mechanische Komplikation durch Prothesen, Implantate oder Transplantate im sonstigen oberen Gastrointestinaltrakt
{Mechanische Komplikation durch perkutan-endoskopische Gastrostomie-Sonde [PEG-Sonde]}

T85.52 Mechanische Komplikation durch Prothesen, Implantate oder Transplantate im unteren Gastrointestinaltrakt
{Mechanische Komplikation durch perkutan-endoskopische Jejunostomie-Sonde [PEJ-Sonde]}

3.8.3 Erkrankungen nach Operationen am Verdauungstrakt

3.8.3.1 Entzündungen der Anastomose

Nach Resektionen bestehen Anastomosen (= operativ geschaffene neue Verbindungen) zwischen verschiedenen Organen bzw. Teilen des Verdauungstraktes (Magen/Darm, Dünndarm/Dickdarm etc.). An diesen Anastomosen kann eine Schleimhautentzündung entstehen, die mitunter „Anastomositis" genannt wird. Die Entzündung der Anastomose zeigt sich in der Regel an beiden Organteilen der Anastomose. So manifestiert sich beispielsweise die Entzündung der Anastomose nach Magenteilresektion mit Billroth-II-Rekonstruktion sowohl im Magen als auch im Dünndarm.

Beispiel

Wird eine Patientin wegen einer Anastomositis an einer gastrojejunalen Anastomose nach zurückliegender Billroth-II-Operation (Operation vor drei Jahren) und mit Ulcera im Jejunum behandelt, ist dies mit den nachfolgenden Kodes zu kodieren:

K29.6 Sonstige Gastritis

K28.- Ulcus pepticum jejuni

K52.9 Nichtinfektiöse Gastroenteritis und Kolitis, nicht näher bezeichnet

K91.88 Sonstige Krankheiten des Verdauungssystems nach medizinischen Maßnahmen, anderenorts nicht klassifiziert

---

Anmerkung

Der Kode K91.88 *Sonstige Krankheiten des Verdauungssystems nach medizinischen Maßnahmen, andernorts nicht klassifiziert* stellt bei der Kodierung der Anastomosen-Entzündung den Zusammenhang zwischen der Gastritis/Enteritis und der vorangegangenen Billroth-II-Operation her (Schlichtungsausschuss KDE 386 – https://www.g-drg.de/schlichtungsausschuss-nach-19-khg/kde-entscheidungen-des-schlichtungsausschusses-2020/kde-entscheidungen-2020-nach-kde-nummer/kde-entscheidungen-2020-nach-kde-nummer).

3.8.3.2 Pouchitis

Bei manchen Erkrankungen (z. B. schwergradige Colitis ulcerosa) ist eine chirurgische Entfernung des Dickdarms (= Kolektomie) erforderlich. Wird auch der Mastdarm (= Rektum) entfernt, wird mit einer Dünndarmschlinge ein Reservoir geschaffen und kontinenzerhaltend an den Analkanal angeschlossen, ein sog. ileoanaler Pouch.

Die Entzündung der Schleimhaut des Pouches (Pouchitis) zählt zu den häufigsten Komplikationen nach der Entfernung des Dickdarms mit Anlage eines ileoanalen Pouches.

Beispiel

Ein Patient mit Colitis ulcerosa wurde proktokolektomiert und erhielt einen Pouch. Nach anfänglich guter Funktion klagt er jetzt über eine Verschlechterung und Änderung der Stuhlfrequenz und -konsistenz (Durchfälle). Bei der Untersuchung findet sich endoskopisch und histologisch eine Pouchitis.

HD: K52.8 Sonstige näher bezeichnete nichtinfektiöse Gastroenteritis und Kolitis

ND: K91.88 Sonstige Krankheiten des Verdauungssystems nach medizinischen Maßnahmen, anderenorts nicht klassifiziert

Wird histologisch in Biopsien des Pouchs erneut eine Colitis ulcerosa als Ursache für die Diarrhoen nachgewiesen, wird die Colitis ulcerosa zur Hauptdiagnose (anstelle K52.8 *Sonstige näher bezeichnete nichtinfektiöse Gastroenteritis und Kolitis*).

3.8.4 Beteiligung des Verdauungstraktes bei der Graft-versus-Host-Krankheit

Nach einer allogenen Knochenmark- oder Stammzelltransplantation kann es zu einer systemischen entzündlichen Reaktion kommen, bei der vor allem die im Transplantat enthaltenen T-Zellen gegen den Empfängerorganismus reagieren. Diese Reaktion wird Graft-versus-Host-Krankheit (GvHD) genannt. Hauptmanifestationsstellen der GvHD sind Haut, Leber und Darm. Es wird zwischen einer akuten und einer chronischen GvHD unterschieden, welche wiederum in verschiedene Schweregrade unterteilt werden.

Akute GvHD

T86.01† Akute Graft-versus-Host-Krankheit, Grad I und II
T86.02† Akute Graft-versus-Host-Krankheit, Grad III und IV

Chronische GvHD

T86.05† Chronische Graft-versus-Host-Krankheit, mild
T86.06† Chronische Graft-versus-Host-Krankheit, moderat
T86.07† Chronische Graft-versus-Host-Krankheit, schwer

Die Kodierung erfolgt mit dem Kreuz-Stern-System. Kreuzdiagnose (Primärkode) ist der Schweregrad, Sterndiagnose ist das jeweilige Stadium der Organmanifestation, die Definitionen sind bei akuter und chronischer GVDH unterschiedlich.

Akute GvHD

Die akute GvHD wird in vier Schweregrade unterteilt, wobei jeweils Grad I und II zusammen mit T86.01† *Akute Graft-versus-Host-Krankheit, Grad I und II* sowie Grad III und IV zusammen mit T86.02† *Akute Graft-versus-Host-Krankheit, Grad III und IV* kodiert werden (siehe Tabelle oben).

Die Schweregrade bei der akuten GvHD sind abhängig vom Stadium der Organbeteiligung der befallenen Organe Leber, Haut und Darm, die jeweils mit Sternkodes angegeben werden.

Die Stadien der akuten Haut-Graft-versus-Host-Krankheit werden mit einem Kode aus L99.1-* *Beteiligung der Haut bei der akuten Graft-versus-Host-Krankheit* kodiert, die der akuten Leber-Graft-versus Host-Krankheit mit K77.1-* *Beteiligung der Leber bei der akuten Graft-versus-Host-Krankheit*, die des Darmes mit K93.2-* *Beteiligung des Verdauungstraktes bei der akuten Graft-versus-Host-Krankheit*.

Die genauen Definitionen der Stadien der einzelnen Organbeteiligungen richten sich nach klinischen Kriterien (nicht nach endoskopischen oder histologischen Kriterien, die histologische Stadieneinteilung nach Lerner geht **nicht** in die Stadieneinteilung der ICD ein) und sind durch eine Konsensuskonferenz festgelegt worden (siehe ICD-Verzeichnis).

Chronische GvHD

Die chronische GvHD tritt zwischen 2 und 18 Monaten nach allogener Stammzelltransplantation auf. Sie wird in 3 Schweregrade – mild, moderat und schwer – unterteilt, welche sich aus der Anzahl der betroffenen Organe und dem Schweregrad der Organmanifestation ergibt. Der Schweregrad der chronischen GvHD wird mit den Sterndiagnosen (Sekundärkode) der jeweiligen Manifestation aus den Organsystemen Haut, Mundschleimhaut, Bindegewebe, Leber, Verdauungstrakt, Genitaltrakt und Lunge angegeben. Im Folgenden sind exemplarisch nur einige Sekundärkodes für Lunge und Verdauungstrakt genannt:

K93.3.-* *Stadium der chronischen Verdauungstrakt-Graft-versus-Host-Krankheit*

K93.4-* *Stadium der chronischen Mundschleimhaut-Graft-versus-Host-Krankheit*

J99.2-* *Stadium der chronischen Lungen-Graft-versus-Host-Krankheit*

Auch bei der chronischen Graf-versus-Host-Krankheit sind die Definitionen der Stadien in Konsenskonferenzen erfolgt.

Die Festlegung des Schweregrads bei der chronischen Graft-versus-Host-Krankheit in Abhängigkeit der Stadien der Organbeteiligungen sind dem ICD-Verzeichnis zu entnehmen.

3.9 Weitere Themen

3.9.1 Im Krankenhaus erworbene Pneumonie und ambulant erworbene Pneumonie

Unter einer ambulant erworbenen Pneumonie (CAP) sind Lungenentzündungen zu verstehen, deren auslösende Krankheitserreger außerhalb des Krankenhauses aufgenommen wurden.

Davon abzugrenzen sind nosokomiale Pneumonien (= hospital-acquired pneumonia, HAP), welche als Pneumonien definiert sind, die erst 48 h nach Krankenhausaufnahme auftreten (vgl. Leitlinienupdates 2021 „Behandlung von erwachsenen Patienten mit ambulant erworbener Pneumonie“).

Die Art der Pneumonie – ambulant oder nosokomial erworben – muss über einen Sekundärkode (U69-) verpflichtend in der Kodierung angegeben werden.

Sekundärkode ambulant erworbene Pneumonie (CAP)

U69.04! Anderenorts klassifizierte Pneumonie, die entweder bei Krankenhausaufnahme besteht oder innerhalb von 48 Stunden nach Krankenhausaufnahme auftritt

Sekundärkode nosokomial erworbene Pneumonie (HAP)

U69.01! Anderenorts klassifizierte Pneumonie, die mehr als 48 Stunden nach Krankenhausaufnahme auftritt

2021 wurde in der Leitlinie die klinisch-inhaltliche Definition der nosokomialen Pneumonie angepasst, woraus im ICD-10-2023 eine Anpassung der U69.-Kodes resultierte. Seit 2023 gibt es daher nur noch den einen Kode (von ursprünglich 3) zur Klassifikation der HAP.

Im ICD-10-GM wird darauf hingewiesen, dass die Kodierung einer nosokomialen Pneumonie nicht automatisch bedeutet, dass ein kausaler Zusammenhang zwischen der medizinischen Behandlung und dem Auftreten der Infektion existiert, es ist auch kein Synonym für ärztliches oder pflegerisches Verschulden.

Von 2005 bis 2025 gehörte die ambulant erworbene Pneumonie zu den dokumentationspflichtigen Leistungen der externen stationären Qualitätssicherung nach § 137 SGB V, für welche ein Qualitätssicherungsbogen (QS CAP) ausgefüllt werden musste. Ab 2026 ist dies nicht mehr erforderlich.

3.9.2 Grippe durch bestimmte Influenzaviren

Für die Grippe durch Influenzaviren mit besonderer epidemiologischer Relevanz, der Influenza A/H1N1 Pandemie 2009 (Schweinegrippe) und der Influenza A/H5N1 Epidemie (Vogelgrippe) stehen folgende Kodiermöglichkeiten zur Verfügung:

J09 Grippe durch zoonotische oder pandemische nachgewiesene Influenzaviren

J10.- Grippe durch saisonale nachgewiesene Influenzaviren

Zusätzlich soll für epidemiologische Zwecke eine Schlüsselnummer angegeben werden, um das Vorliegen eines bestimmten Virusstammes anzugeben:

U69.22! Porcines Influenza-Virus, nachgewiesen

U69.23! Aviäres Influenza-Virus, nachgewiesen
U69.24! Sonstiges Influenza-Virus, nachgewiesen

Folgezustände der Influrenza können ab 2026 wie folgt verschlüsselt werden:

B94.80 Folgezustände der Influenza

3.9.3 SARS-CoV-2-Infektion/COVID

3.9.3.1 Diagnostische Testung

Für die diagnostische Testung der SARS-CoV-2-Infektion mittels PCR- und/oder Antigen-Testungen gibt es Zusatzentgelte (unabhängig vom Testergebnis). Daher muss jeder durchgeführte SARS-CoV-2 PCR- oder Antigen-Test dokumentiert und in der Abrechnung erfasst werden. Die labordiagnostische Testung auf eine SARS-CoV-2-Infektion wird wie folgt abgebildet:

Z11 Spezielle Verfahren zur Untersuchung auf infektiöse und parasitäre Krankheiten
U99.0! Spezielle Verfahren zur Untersuchung auf SARS-CoV-2

3.9.3.2 Isolation (OPS Komplexbehandlung bei Besiedlung oder Infektion mit nicht multiresistenten isolationspflichtigen Erregern)

In Abhängigkeit vom Maß der Infektiosität, welche anhand der sog. CT-Zeit (= Anzahl an Messzyklen im PCR-Test, um das Coronavirus nachzuweisen) bestimmt wird, besteht die Indikation zur Isolierung der SARS-CoV-2 positiven Patient*innen. Der Aufwand bezüglich der Isolationsmaßnahmen wird über entsprechende OPS-Kodes zur Komplexbehandlung bei Infektion mit nicht multiresistenten isolationspflichtigen Erregern abgebildet (siehe unten). Voraussetzung für die Abrechnung der OPS für die Komplexbehandlung ist, dass die entsprechenden Struktur- und Mindestmerkmale erfüllt und dokumentiert sind (cave: Die Dokumentation der Mindestmerkmale ist häufiger Prüfgegenstand der Krankenkassen und des Medizinischen Dienstes). Je nach räumlich-baulichen Voraussetzungen der Station ist zu unterscheiden, ob die Voraussetzungen für eine „spezielle Isoliereinheit" gegeben sind oder nicht. Danach entscheidet sich, ob 8-98.g0- oder 8-98.g1- angewendet werden kann:

8-98.g0- Komplexbehandlung bei Besiedlung oder Infektion mit nicht multiresistenten isolationspflichtigen Erregern: Komplexbehandlung auf spezieller Isoliereinheit

8-98-g1- Komplexbehandlung bei Besiedlung oder Infektion mit nicht multiresistenten isolationspflichtigen Erregern: Komplexbehandlung auf nicht spezieller Isoliereinheit

Wurde eine Isolation durchgeführt, ohne dass diese indiziert war (z. B. bei negativem oder nicht isolationspflichtigem Testergebnis), kann der OPS-Kode für die Komplexbehandlung nicht kodiert werden. In diesen Konstellationen kann Z29.0 *Isolierung als prophylaktische Maßnahme* als Nebendiagnose mit aufgeführt werden, um den Aufwand abzubilden.

3.9.3.3 Wahl der Hauptdiagnose

Die Wahl der Hauptdiagnose bei einer SARS-CoV-2-Infektion richtet sich entsprechend nach der klinischen Situation. Die angegeben Beispiele gelten für Fälle, bei denen ein positives SARS-CoV-2-Testergebnis vorliegt. Bei allen Beispielen ist zusätzlich die diagnostische Testung auf SARS-CoV-2 zu kodieren, im Falle, dass diese im Rahmen des stationären Aufenthaltes durchgeführt wurde (siehe Kap. 3.9.3.1 *SARS-CoV-2-Infektion/COVID – Diagnostische Testung*).

Wurde eine Isolation entsprechend der o. g. Kriterien durchgeführt, ist die OPS für die Komplexbehandlung mit aufzuführen (siehe Kap. 3.9.3.2 *SARS-CoV-2-Infektion/COVID – Isolation*).

Beispiele für die Wahl der Hauptdiagnose

SARS-CoV-2-Infektion mit COVID Pneumonie:

J12.8	Pneumonie durch sonstige Viren
U07.1!	COVID-19, Virus nachgewiesen

SARS-CoV-2-Infektion ohne Pneumonie, aber mit respiratorischen Symptomen der unteren Atemwege (z. B. Husten):

J22	Akute Infektion der unteren Atemwege, nicht näher bezeichnet
U07.1!	COVID-19, Virus nachgewiesen

J20.8	Akute Bronchitis durch sonstige näher bezeichnete Erreger
U07.1!	COVID-19, Virus nachgewiesen

SARS-CoV-2-Infektion ohne Pneumonie, aber respiratorischen Symptomen der oberen Atemwege (z. B. Schnupfen):

J06.9	Akute Infektion der oberen Atemwege, nicht näher bezeichnet
U07.1!	COVID-19, Virus nachgewiesen

SARS-CoV-2 mit Symptomatik im nicht-respiratorischen System

Die Wahl der Hauptdiagnose bei Patient*innen, welche mit nicht klassischen respiratorischen Symptomen, sondern anderer Symptomatik infolge der SARS-CoV-2-Infektion stationär aufgenommen werden (z. B. gastrointestinale oder neurologische Symptome und Erkrankungen) ist teilweise schwierig. Zudem gibt es dazu keine klaren Empfehlungen.

In diesen Konstellationen kann die entsprechende Manifestation als Hauptdiagnose kodiert werden. Durch die Kombination mit dem Sekundärkode U07.1! *COVID-19, Virus nachgewiesen* kann die Genese durch die SARS-CoV-2-Infektion verdeutlicht werden.

A08.4	Virusbedingte Darminfektion, nicht näher bezeichnet
U07.1!	COVID-19, Virus nachgewiesen

Asymptomatische SARS-CoV-2-Infektion

Asymptomatische SARS-CoV-2-Infektionen, welche als Zufallsbefund im Rahmen des Aufnahmescreenings auffallen, können als Nebendiagnose mit dem Kode Z22.8 *Keimträger sonstiger Infektionskrankheiten* abgebildet werden, insofern ein Aufwand im Sinne der Kodierrichtlinien für die Nebendiagnosekriterien bestand (z.B. Aufwand durch eine Isolierung; Verschlechterung der Grunderkrankung durch die gleichzeitig bestehende SARS-CoV-2-Infektion).

Z22.8	Keimträger sonstiger Infektionskrankheiten
U07.1!	COVID-19, Virus nachgewiesen

Multisystemisches Entzündungssyndrom

Das Multisystemische Entzündungssyndrom bei Erwachsenen, zu welchem es im Anschluss an eine Infektion mit SARS-CoV-2 kommen kann, wird ab 2026 mit folgendem Sekundärkode abgebildet:

U10.91!	*Multisystemisches Entzündungssyndrom bei Erwachsenen in Verbindung mit COVID-19*

Ebenfalls steht ein entsprechender Sekundärkode für Kinder bis 18 Jahre zur Verfügung (U10.90!)

3.9.4 Sepsis

Zur Kodierung der Sepsis stehen in den Kapiteln I sowie XIX (mit T beginnende Kodes) des ICD-Verzeichnisses spezifische Kodes zur Verfügung. Bei einer Sepsis sollte die auslösende Infektion (z.B. Cholangitis, Peritonitis, Pneumonie, Harnwegsinfektion) zusätzlich zum Sepsis-Kode kodiert werden. Die Sepsis kann als Hauptdiagnose kodiert werden, wenn diese bereits zum Aufnahmezeitpunkt bestand oder sich binnen weniger Stunden nach Aufnahme eine fulminante Sepsis entwickelt hat. In den anderen Fällen ist die Sepsis meist Nebendiagnose.

Entsprechend der dritten internationalen Konsensusdefinition wird die Sepsis als lebensbedrohliche *Organdysfunktion* infolge einer fehlregulierten Immunantwort auf eine *Infektion* definiert. Zur Erfassung der Organdysfunktion wird der **Sequential Organ Failure Assessment (SOFA) Score** verwendet. Der SOFA-Score beinhaltet sechs Organsysteme: Atmung, Gerinnung, Leber, Kreislauf, Zentrales Nervensystem und Niere. Die Dysfunktion des jeweiligen Organsystems wird in fünf Schweregrade (0–4) eingestuft, die den Punktwerten zur Berechnung des SOFA-Wertes entsprechen (siehe Tabelle).

Bei einer vermuteten oder nachgewiesenen Infektion mit einer **Veränderung des SOFA-Score von ≥ 2 Punkten** (d.h. einer oder mehreren Organdysfunktionen), **sind die Kriterien für die Diagnosestellung und Kodierung der Sepsis erfüllt**.

Dementsprechend ist seit 2020 das Systemic inflammatory response syndrome (SIRS) keine Voraussetzung mehr, um eine Sepsis kodieren zu können. Selbstverständlich kann ein SIRS weiterhin kodiert werden, wenn die Kriterien des SIRS (siehe unten) erfüllt sind.

Ebenfalls ist die Abnahme von Blutkulturen keine Voraussetzung für die Kodierbarkeit einer Sepsis, wenngleich die Abnahme von Blutkulturen medizinisch sinnvoll und für Therapieentscheidungen wichtig ist.

Bei fehlenden Vorerkrankungen der Organsysteme geht man von einer SOFA-Baseline von 0 Punkten aus. Es ist somit zu beachten, dass sich der Ausgangswert von 0 Punkten auf Patient*innen ohne vorbekannte Organdysfunktion bezieht. Das heißt, dass die Bewertung eines Organsystems bei vorbestehender Dysfunktion des entsprechenden Organsystems nur eingeschränkt vorgenommen werden kann bzw. bei vorbekannten Organdysfunktionen die Veränderung des SOFA-Scores im Vergleich zum Ausgangswert berechnet werden muss, z.B. bei vorbekannter Bilirubinämie oder Thrombozytopenie infolge höhergradiger Leberzirrhose oder anderer Erkrankungen. Es gibt auch Konstellationen, wo Organsysteme gar nicht für die Berechnung des SOFA-

Scores genutzt werden können, z. B. die Glasgow Coma Scale bei Wachkoma-Patient*innen.

SOFA-Score[1]		Score				
Organsystem		0	1	2	3	4
Atmung	PaO_2/FiO_2, mmHg (kPa)	≥ 400 (53,3)	< 400 (53,3)	< 300 (40)	< 200 (26,7)[2]	< 100 (13,3)[2]
Gerinnung	Thrombozyten, $x10^3/\mu L$	≥ 150	< 150	< 100	< 50	< 20
Leber	Bilirubin, mg/dL (µmol/L)	< 1,2 (20)	1,2–1,9 (20–32)	2,0–5,9 (33–101)	6,0–11,9 (102–204)	> 12,0 (204)
Kreislauf	Mittlerer arterieller Blutdruck oder Katecholamine (µg/kg/min)	≥ 70 mmHg	< 70 mmHg	Dopamin[3] < 5 od. Dobutamin jede Dosierung	Dopamin[3] 5,1–15 od. Adrenalin/ Noradrenalin[3] ≤ 0,1	Dopamin[3] > 15 od. Adrenalin/ Noradrenalin[3] > 0,1
ZNS	Glasgow Coma Scale	15	13–14	10–12	6-9	< 6
Niere	Kreatinin, mg/dL (µmol/L) *oder* Urinausscheidung, mL/Tag	< 1,2 (110)	1,2–1,9 (110–170)	2,0–3,4 (171–299)	3,5–4,9 (300–440) *oder* < 500	> 5,0 (440) *oder* < 200

1 nach Vincent et Al. 1996. Working Group on Sepsis-Related Problems of the European Society of Intensive Care Medicine. The SOFA (Sepsis-related Organ Failure Assessment) score to describe organ dysfunction/failure. IntensivCare Med. 22 (7): 707–710
2 mit Atemunterstützung
3 verabreichte Katecholamin-Dosen in µg/kg/min für mindestens 1 Stunde

Weiterhin ist anzumerken, dass es sich bei der Beurteilung des Atmungssystems nicht allein um eine Sauerstoffpflichtigkeit bzw. den Abfall des arteriellen Sauerstoffpartialdruckes handelt, sondern um den Oxygenierungsindex (= Horovitz-Quotient = p_aO_2/F_iO_2), welcher nicht bei allen Blutgasanalysen regelhaft bestimmt, sondern mitunter separat errechnet werden muss. In den Kodierrichtlinien finden sich dazu entsprechende Konversionstabellen.

Die einzelnen Organkomplikationen sind zusätzlich zur Sepsis zu kodieren:

N17.9-	Akutes Nierenversagen, nicht näher bezeichnet {ohne Vorliegen eines histologischen Befundes}
F05.0	Delir ohne Demenz
G94.32*	Septische Enzephalopathie
G93.4	Enzephalopathie, nicht näher bezeichnet
D69.57	Sonstige sekundäre Thrombozytopenien, als transfusionsrefraktär bezeichnet
D69.58	Sonstige sekundäre Thrombozytopenien, nicht als transfusionsrefraktär bezeichnet
D65.1	Disseminierte intravasale Gerinnung [DIG, DIC]
J96.00	Akute respiratorische Insuffizienz, anderenorts nicht klassifiziert: Typ I [hypoxisch]
J96.01	Akute respiratorische Insuffizienz, anderenorts nicht klassifiziert: Typ II [hyperkapnisch]
E87.2	Azidose
R57.2	Septischer Schock

Fallbeispiele zur Kodierung der Sepsis sind im Anschluss an das Kap. 3.9.6 *Bakteriämie* aufgeführt.

Der Septische Schock (R57.2) als schwerste Verlaufsform der Sepsis muss zusätzlich mit kodiert werden. Ein septischer Schock liegt vor, wenn trotz adäquater Volumengabe eine Hypotonie vorliegt, welche nicht durch andere Ursachen zu erklären ist und ein Laktat > 2 mmol/L im Blut nachgewiesen wurde. Hypotonie ist hierbei definiert als systolischer arterieller Blutdruck < 65 mg oder notwendiger Vasopressoreneinsatz für mindestens eine Stunde, um den systolischen arteriellen Blutdruck > 90 mmHg oder den arteriellen Mitteldruck > 65 mmHg zu halten.

Um den zeitlichen Bezug einer Sepsis/eines septischen Schocks zur stationären Krankenhausaufnahme für erwachsene Personen (18 Jahre und älter) anzugeben, sind seit 2024 Sekundärkodes zur Differenzierung in „nosokomial" und „nicht nosokomial" zu kodieren.

U69.80! Nicht-nosokomiale Sepsis
{Sepsis, vor dem dritten Kalendertag der Krankenhausaufnahme auftretend}

U69.81! Nosokomiale Sepsis
{Sepsis, ab dem dritten Kalendertag der Krankenhausaufnahme auftretend}

U69.82! Sepsis mit unklarem Zeitpunkt des Beginns mit Bezug zur Krankenhausaufnahme

U69.83! Nicht-nosokomialer septischer Schock
{Septischer Schock, vor dem dritten Kalendertag der Krankenhausaufnahme auftretend}

U69.84! Nosokomialer septischer Schock
{Septischer Schock, ab dem dritten Kalendertag der Krankenhausaufnahme auftretend}

U69.85! Septischer Schock mit unklarem Zeitpunkt des Beginns mit Bezug zur Krankenhausaufnahme

Ab 2026 gehört die Sepsis zu den dokumentationspflichtigen Leistungen der externen stationären Qualitätssicherung nach § 137 SGB V, für welche ein umfangreicher Qualitätssicherungsbogen ausgefüllt werden muss.

3.9.5 Systemisches inflammatorisches Response-Syndrom (SIRS)

Besteht eine systemische Entzündungsantwort, d.h. sind die Kriterien eines systemic inflammatory reponse syndrom (SIRS) erfüllt, kann SIRS zu jeder Infektion (R65.0!, R65.01!) oder Erkrankung mit systemischer Entzündungsantwort (R65.2!, R65.3!) kodiert werden.

R65.0! Systemisches inflammatorisches Response-Syndrom [SIRS] infektiöser Genese ohne Organkomplikationen

R65.1! Systemisches inflammatorisches Response-Syndrom [SIRS] infektiöser Genese mit Organkomplikationen

R65.2! Systemisches inflammatorisches Response-Syndrom [SIRS] nichtinfektiöser Genese ohne Organkomplikationen

R65.3! Systemisches inflammatorisches Response-Syndrom [SIRS] nichtinfektiöser Genese mit Organkomplikationen

Im Falle, dass bei einer Sepsis zusätzlich zu den SOFA-Kriterien die SIRS-Kriterien erfüllt sind, kann SIRS R65.1! *Systemisches inflammatorisches Response-Syndrom [SIRS] infektiöser Genese mit Organkomplikationen* als Sekundärkode zur Sepsis kodiert werden.

R65.0! *Systemisches inflammatorisches Response-Syndrom [SIRS] infektiöser Genese ohne Organkomplikationen* darf nicht mit einer Sepsis gekoppelt werden, da dieser Sekundärkode keine Organdysfunktion beinhaltet, die Organdysfunktion (vergleiche SOFA-Score) aber zwingend für die Diagnose der Sepsis ist.

R65.0! *Systemisches inflammatorisches Response-Syndrom [SIRS] infektiöser Genese ohne Organkomplikationen* kann jedoch in Verbindung mit einer Infektion, welche eine systemische Entzündungsantwort hervorgerufen hat, kodiert werden. Die das SIRS auslösende Erkrankung ist als Primärkode zu kodieren (siehe Beispiel 1).

Die bis 2019 angewendeten Regeln zur Kodierung eines SIRS sind seit 2020 nicht mehr gültig. Aktuell fehlen genauere Vorgaben für die Kodierung eines SIRS, weshalb sich an den ursprünglichen Veröffentlichungen zum SIRS zu orientieren ist.

Die Kriterien für ein SIRS sind folgende:

- Fieber (≥ 38,0 °C) oder Hypothermie (≤ 36,0 °C), zentral gemessen
- Herzfrequenz ≥ 90/min
- Atemfrequenz ≥ 20/min oder Hyperventilation mit pCO2 ≤ 33 mmHg (4,3 kPa)
- Leukozyten ≥ 12.000 oder ≤ 4.000/µl oder ≥ 10 % unreife Neutrophile

Es müssen zwei von den vier SIRS-Kriterien erfüllt sein, damit ein SIRS kodiert werden kann.

3.9.6 Bakteriämie

Es gibt Fälle, bei denen eine Sepsis nicht diagnostiziert werden kann, aber trotzdem eine Infektion der Blutstrombahn (= Bakteriämie) vorliegt. Die Blutkulturen sind positiv, es erfolgt eine antibiotische Behandlung. Für diese Situation stehen im Kapitel A49.- *Bakterielle Infektion nicht näher bezeichneter Lokalisation* vielfältige Kodes zur Verfügung, welche 2025 umfangreich differenziert wurden. Es ist wichtig zu prüfen, ob die Kriterien für ein SIRS erfüllt sind, welches zusammen mit A49.- verschlüsselt werden kann.

Ist die Ursache für die Bakteriämie bekannt, z.B. eine Harnwegsinfektion, ist ausschließlich die zugrunde liegende Infektion zu verschlüsseln, nicht aber die Bakteriämie. Diese Regelung wurde durch den Schlichtungsausschuss, Antrag S20240003, veröffentlicht am 21.1.2025, getroffen. Entscheidungen des Schlichtungsausschusses sind rechtlich bindend wie die Kodierrichtlinien. Der Entscheid wurde in die Kodierrichtlinien 2026 aufgenommen.

Beispiel 1

Ein Patient wird mit Bauchschmerzen, Ikterus und hohem Fieber (39 °C) aufgenommen. Schmerzgeplagt, redet wenig, ist aber voll orientiert und reagiert adäquat. Keine Vorerkrankungen bekannt.

Befunde:

- Sonographie: Choledocholithiasis, signifikante Gallenwegserweiterung (DHC 12 mm, intra-hepatische Gallenwege erweitert bis 6 mm)
- Labor: Leukozytose (15 GPt/L), Thrombozytopenie (140 GPT/L), CRP-Erhöhung (150 g/dL), Kreatinin normwertig (109 µmol/l (1,23 mg/dL)), Bilirubin gering erhöht (28 µmol/L

(1,64 mg/dL)), pO_2 normwertig (12 kPa (90 mmHg)), sO_2 96 %, Herzfrequenz 110/min, RR 100/70 mmHg (= mittlerer arterieller Druck 83 mmHg), Atemfrequenz 24/min, Temperatur 39 °C

Therapie:

- intravenöse Volumentherapie, antibiotische Therapie
- ERC mit Papillotomie und Steinextraktion, es läuft eitrige Galleflüssigkeit ab

K80.31	Gallengangsstein mit Cholangitis: Mit Gallenwegsobstruktion
R65.0!	Systemisches inflammatorisches Response-Syndrom [SIRS] infektiöser Genese ohne Organkomplikationen
5-513.1	Endoskopische Operationen an den Gallengängen: Inzision der Papille (Papillotomie)
5-513.20	Endoskopische Operationen an den Gallengängen: Steinentfernung: Mit Körbchen

Anmerkungen

Eine Sepsis kann nicht kodiert werden, da die SOFA-Kriterien nicht erfüllt sind (1 Punkt für Thrombozyten unter 150 GPt/l, kein Punkt für Bilirubin, da es nicht durch eine mögliche Sepsis, sondern durch die Galleabflussstörung entstanden ist). Alle 4 SIRS-Kriterien sind erfüllt, jedoch ist keine Organkomplikation eingetreten.

Der quickSOFA-Score (qSOFA) kann als Score zur Erkennung einer drohenden Sepsis verwendet werden. 2 der 3 folgenden Kriterien müssen vorliegen: Atemfrequenz ≥ 22/min, verändertes Bewusstsein, Glasgow Coma Score < 15, systolischer Blutdruck ≤ 100 mmHg. Eine Sepsis kann nicht kodiert werden, auch wenn der qSOFA erfüllt ist, der lediglich eine drohende Sepsis abbildet.

Beispiel 2

Eine Patientin wird mit Bauchschmerzen, Ikterus und hohem Fieber (39 °C) aufgenommen. Die Patientin ist somnolent, öffnet die Augen auf Ansprache und reagiert orientiert auf Ansprache.

Befunde:

- Sonographie: Choledocholithiasis, signifikante Gallenwegserweiterung (DHC 12 mm, intra-hepatische Gallenwege erweitert bis 6 mm)
- Glasgow Coma Scale 14 Punkte
- Labor: Leukozytose (20 GPt/L), Thrombozytopenie (140 GPT/L), CRP-Erhöhung (150 g/dL), akutes Nierenversagen (Kreatinin 230 µmol/L (2,6 mg/dL)), Bilirubin gering (44 µmol/L (2,57 mg/dL)), AP und Gamma-GT erhöht, pO_2 normwertig (11 kPa (85 mmHg)), Sauerstoffsättigung in Blutgasanalyse 94 %, Herzfrequenz 110/min, RR 100/70 mmHg (= mittlerer arterieller Druck 83 mmHg), Atemfrequenz 18/min, Temperatur 39 °C

Therapie:

- intravenöse Volumentherapie, antibiotische Therapie
- ERC mit Papillotomie und Steinextraktion, es läuft eitrige Galleflüssigkeit ab

Verlauf:

- Verbesserung des Allgemeinzustandes mit kompletter Regredienz der Nierenfunktionsverschlechterung und Thrombozytopenie nach endoskopischer Entfernung der Konkremente, antibiotischer Therapie und Volumengabe. Thrombozytopenie und Nierenfunktionsverschlechterung wurden im Rahmen der Cholangiosepsis gewertet

A41.9	Sepsis, nicht näher bezeichnet
U69.80!	Nicht-nosokomiale Sepsis
K80.31	Gallengangsstein mit Cholangitis: Mit Gallenwegsobstruktion
N17.92	Akutes Nierenversagen, nicht näher bezeichnet: Stadium 2
5-513.1	Endoskopische Operationen an den Gallengängen: Inzision der Papille (Papillotomie)
5-513.20	Endoskopische Operationen an den Gallengängen: Steinentfernung: Mit Körbchen

Anmerkungen

Eine Sepsis kann kodiert werden, da die SOFA-Kriterien erfüllt sind: Akutes Nierenversagen Stadium 2 (Kreatinin 230 µmol/L (2,6 mg/dL) = 2 Punkte), Thrombozytopenie unter 150 Gpt/L (1 Punkt) sowie bei Aufnahme Vigilanzminderung mit Somnolenz (GCS 14 Punkte = SOFA-Score 1 Punkt). Somit kann bei einem SOFA-Score von ≥ 2 Punkten (*sowie* klinischem Bild der Sepsis (!) mit Fokus im Bereich der Gallenwege) eine Sepsis kodiert werden. Die Kriterien für ein SIRS sind in diesem Fall nicht erfüllt.

Beispiel 3

Ein Patient mit gürtelförmigen starken Bauchschmerzen (NRS 9/10), Übelkeit und Erbrechen, regelmäßiger Alkoholkonsum von 7 Flaschen Bier pro Tag und hin und wieder 1 bis 2 Gläser Schnaps

Befunde:

- Klinische Untersuchung: prall-elastisches, geblähtes Abdomen
- Temperatur 38,3 °C, Herzfrequenz 95/min, AF 22/min, RR 100/70 mmHg
- Labor: Lipase 4-fach erhöht, Leukozytose (13 GPt/L), CRP 200 g/dL, γGT 5-fach erhöht
- Sonographie: aufgetriebener ödematöser Pankreaskopf
- vorbekannte chronische Pankreatitis ethyltoxischer Genese

Verlauf:

- Volumentherapie und Analgesie, Alkoholabstinenz
- Verbesserung des Allgemeinzustandes mit kompletter Regredienz der Symptomatik

K85.20	Alkoholinduzierte akute Pankreatitis: Ohne Angabe einer Organkomplikation
R65.2!	Systemisches inflammatorisches Response-Syndrom [SIRS] nichtinfektiöser Genese ohne Organkomplikationen

K86.0	Alkoholinduzierte chronische Pankreatitis
F10.1	Psychische und Verhaltensstörungen durch Alkohol: Schädlicher Gebrauch

Anmerkungen

Es besteht ein akuter Schub einer chronischen Pankreatitis ethyltoxischer Genese. Die stark erhöhten Entzündungsparameter sind im Rahmen der akuten Pankreatitis zu werten. Eine Sepsis liegt nicht vor, da die SOFA-Kriterien nicht erfüllt sind. Jedoch besteht aufgrund der schweren Pankreatitis ein Systemisches inflammatorisches Response-Syndrom (SIRS) *nichtinfektiöser* Genese. Die erhöhten Entzündungsparameter im Rahmen der akuten Pankreatitis sind häufig Folge der Entzündungsreaktion des Pankreas, die aufgrund der Organschädigung und damit verbundener Freisetzung von proteolytischen Verdauungsenzymen ausgelöst wird und werden nicht durch eine Infektion verursacht.

3.9.7 Nebenwirkung der Steroidtherapie

E24.2	Arzneimittelinduziertes Cushing-Syndrom
G72.0	Arzneimittelinduzierte Myopathie
M81.4-	Arzneimittelinduzierte Osteoporose
M80.4-	Arzneimittelinduzierte Osteoporose mit pathologischer Fraktur
R73.9	Hyperglykämie, nicht näher bezeichnet
E10.x1 – E13.x1	Diabetes mellitus: Als entgleist bezeichnet
Y57.9!	Komplikationen durch Arzneimittel oder Drogen {Arzneimittelinduzierte Entgleisung eines Diabetes mellitus (5. Stelle: .x1 „als entgleist bezeichnet")}
E13.-	Sonstiger näher bezeichneter Diabetes mellitus {u. a. steroidinduzierter Diabetes mellitus}

Blutzuckerentgleisungen aufgrund einer Prednisolon-Therapie bei *nicht* vorbekanntem bzw. bestehendem Diabetes mellitus werden wie folgt kodiert:

R73.9 Hyperglykämie, nicht näher bezeichnet
Y57.9! Komplikationen durch Arzneimittel oder Drogen

Nur wenn sich durch die Kortikoid-Therapie ein Diabetes mellitus erstmanifestiert und eine steroidinduzierte Genese angenommen wird, wird der Diabetes mit E13.- *Sonstiger näher bezeichneter Diabetes mellitus* kodiert.

Bei einer Infektion, die aufgrund einer Immunsuppression auftrat oder in ihrem Verlauf durch die Immunsuppression (z. B. Nebenwirkungen einer Steroidtherapie/Therapie mit Immunsuppressiva) beeinflusst wurde, sollte neben den spezifischen Schlüsseln der Infektion auch die Immunsuppression mit folgendem Kode angegeben werden:

D90 Immunkompromittierung nach Bestrahlung, Chemotherapie und sonstigen immunsuppressiven Maßnahmen

Zeigt sich bei einer Patient*in eine Agranulozytose (= Neutrophile < 0,5G/l) oder mäßig bis schwache Neutropenie (= Neutrophile > 0,5 < 1,5 G/l) kann diese als Nebendiagnose kodiert werden, wenn die Nebendiagnosendefinition erfüllt ist. Ein erhöhter diagnostischer oder therapeutischer Aufwand besteht beispielsweise, wenn eine Knochenmarkpunktion durchgeführt oder die Gabe von Antiinfektiva oder Wachstumsfaktoren (z. B. G-CSF) erfolgte, durch Isolation oder einen erhöhten Pflegeaufwand. Die alleinige Bestimmung des Differentialblutbildes rechtfertigt nicht die Kodierung der Neutropenie.

Für die arzneimittelinduzierten Agranulozytosen nach z. B. Chemotherapie gibt es spezifische Kodes, je nachdem, wie viele Tage die Agranulozytose (Neutrophile < 0,5 G/l oder Leukozyten < 1,0 nl Blut) bestand (D70.1- *Arzneimittelinduzierte Agranulozytose und Neutropenie*). Dabei können die Tage, an denen eine Agranulozytose bestand, aufsummiert werden, auch wenn sie durch Tage ohne Agranulozytose unterbrochen wurden.

Agranulozytosen, welche durch eine Leukämie bzw. Neoplasien des blutbildenden Systems verursacht wurden, werden mit D70.3 *Sonstige Agranulozytose* verschlüsselt.

Agranulozytosen infolge von anderen Neoplasien oder aufgrund von Hypersplenismus sollten mit D70.6 *Sonstige Neutropenie* verschlüsselt werden.

3.9.8 Funktionseinschränkungen

Funktionseinschränkungen können zusätzlich zur Grunderkrankung dokumentiert werden. Dabei ist zu beachten, dass die entsprechenden standardisierten Testverfahren (motorischer FIM oder (erweiterter) Barthel-Index) innerhalb der ersten fünf stationären Behandlungstage eingesetzt worden sein müssen. Bei veränderten Werten ist der höchste Punktwert zu verschlüsseln.

U50.-	Motorische Funktionseinschränkung {Barthel-Index, Motorischer FIM}
U51.-	Kognitive Funktionseinschränkung
U52.-	Frührehabilitations-Barthel-Index [FRB]

Der Kode R26.3 *Störungen des Ganges und der Mobilität: Immobilität* umfasst das Angewiesensein auf einen (Kranken-)Stuhl wie auch die Bettlägerigkeit. Die Durchführung eines standardisierten Testverfahrens ist hier nicht notwendig.

3.9.9 Ernährungsmedizin

Mangelernährung und Eiweißmangel

Patient*innen, die kritisch erkrankt und/oder mangelernährt sind, müssen ernährungsmedizinisch behandelt werden, was in der Regel mit höheren Behandlungskosten im Krankenhaus verbunden ist.

Die Weltgesundheitsorganisation (WHO) teilt das individuelle Gewicht in mehrere Kategorien entsprechend dem Body-Mass-Index (BMI) ein:

- untergewichtig: BMI < 18,5 kg/m^2
- normalgewichtig: 18,5 kg/m^2 ≤ BMI < 25,0 kg/m^2
- übergewichtig: BMI ≥ 25,0 kg/m^2
- prä-adipös: 25,0 kg/m^2 ≤ BMI < 30,0 kg/m^2
- adipös: BMI ≥ 30,0 kg/m^2

Diese Einteilung ist für die Abrechnung nach DRG nicht ausreichend.

Für die Kodierung der Mangelernährung gibt es Kodes im Kapitel IV des ICD-Verzeichnisses (E40 bis E46). Sie sind dort mit Hinweisen versehen, die für die Kodierung im DRG-System eine Interpretation bzw. Erläuterung erforderlich machen. So wird die Anwendung der Kodes über die Standardabweichung des mittleren Gewichts (oder anderer Parameter) innerhalb einer Bezugspopulation definiert – wahrscheinlich, weil mit diesen Parametern wissenschaftliche Studien vorgenommen worden sind.

Festzustellen, wie groß die Abweichung des Gewichts im konkret zu kodierenden Fall einer Patient*in gegenüber der Bevölkerung in Deutschland ist, birgt erhebliche Hürden, da diese Daten in der Regel von offizieller Stelle (z. B. Destatis) mit anderen statistischen Werten und nicht mit der Standardabweichung angegeben werden[1]. Aus klinischer Sicht ist außerdem einzuschränken, dass eine auf das momentane Körpergewicht fixierte Betrachtungsweise einer Behandlungssituation nicht immer gerecht wird.

Die DGEM (Deutsche Gesellschaft für Ernährungsmedizin e. V.) hat daher Hinweise zur Kodierung entwickelt, die sich an den Nutritional Risk Score (NRS 2002) anlehnen, und an die wir uns anschließen.

1 Vgl. Statistisches Bundesamt (Destatis) 2024: https://www.destatis.de/DE/Themen/Gesellschaft-Umwelt/Gesundheit/Gesundheitszustand-Relevantes-Verhalten/Tabellen/liste-koerpermasse.html#104708, Access 08.09.2024.

	ICD-10-GM	DGEM
E43	Nicht näher bezeichnete erhebliche Energie- und Eiweißmangelernährung. {Erheblicher Gewichtsverlust [Unterernährung] [Kachexie] bei Kindern oder Erwachsenen oder fehlende Gewichtszunahme bei Kindern, die zu einem Gewichtswert führen, der mindestens 3 Standardabweichungen unter dem Mittelwert der Bezugspopulation liegt (oder eine ähnliche Abweichung in anderen statistischen Verteilungen). Wenn nur eine Gewichtsmessung vorliegt, besteht mit hoher Wahrscheinlichkeit eine erhebliche Unterernährung, wenn der Gewichtswert 3 oder mehr Standardabweichungen unter dem Mittelwert der Bezugspopulation liegt.}	NRS-Score > 4 und BMI < 18,5 kg/m² und/oder Gewichtsverlust von > 15 % in den letzten drei Monaten bzw. 5 % im letzten Monat
E44.0	Mäßige Energie- und Eiweißmangelernährung {Gewichtsverlust bei Kindern oder Erwachsenen oder fehlende Gewichtszunahme bei Kindern, die zu einem Gewichtswert führen, der 2 oder mehr, aber weniger als 3 Standardabweichungen unter dem Mittelwert der Bezugspopulation liegt (oder einer ähnlichen Abweichung in anderen statistischen Verteilungen). Wenn nur eine Gewichtsmessung vorliegt, besteht mit hoher Wahrscheinlichkeit eine mäßige Energie- und Eiweißmangelernährung, wenn der Gewichtswert 2 oder mehr, aber weniger als 3 Standardabweichungen unter dem Mittelwert der Bezugspopulation liegt.}	NRS-Score > 3 und BMI 18,5 bis 20kg/ m² und/oder Gewichtsverlust von > 5 % in zwei Monaten
E44.1	Leichte Energie- und Eiweißmangelernährung {Gewichtsverlust bei Kindern oder Erwachsenen oder fehlende Gewichtszunahme bei Kindern, die zu einem Gewichtswert führen, der 1 oder mehr, aber weniger als 2 Standardabweichungen unter dem Mittelwert der Bezugspopulation liegt (oder einer ähnlichen Abweichung in anderen statistischen Verteilungen). Wenn nur eine Gewichtsmessung vorliegt, besteht mit hoher Wahrscheinlichkeit eine leichte Energie- und Eiweißmangelernährung, wenn der Gewichtswert 1 oder mehr, aber weniger als 2 Standardabweichungen unter dem Mittelwert der Bezugspopulation liegt. }	NRS-Score = 3 und Gewichtsverlust von > 5 % in drei Monaten

Die Folgen von Mangelernährung kann allgemein mit dem Kode E64.0 Folgen der Energie- und Eiweißmangelernährung angegeben werden, jedoch gibt es für bestimmte Folgen spezifischere Kodes.

M62.59	Muskelschwund und -atrophie , anderenorts nicht klassifiziert: Nicht näher bezeichnete Lokalisation
M83.39	Osteomalazie im Erwachsenenalter, nicht näher bezeichneter Lokalisation

Eine extreme Abmagerung oder eine Mangelernährung mit Abmagerung ist laut alphabetischem Verzeichnis mit E41 *alimentärer Marasmus* zu kodieren. Eine Definition der Abmagerung bzw. der extremen Abmagerung ist jedoch nicht im ICD-Verzeichnis enthalten. Marasmus ist ein Begriff, der weltweit für einen Ernährungsstatus angewandt wird, in den Industrieländern jedoch selten genutzt wird. Er ist definiert als eine Unterernährung, bei der das Körpergewicht (bei Kindern) unter 60 % des Normalgewichts liegt und keine Ödeme vorhanden sind (im Unterschied zum Kwashiorkor). Neben einer Mangelernährung kann er vorkommen im hohen Alter und bei konsumierenden Erkrankungen.

Im klinischen Alltag gebräuchlicher ist der Ausdruck Kachexie. Unter Kachexie versteht man dabei eine krankhafte, sehr starke Abmagerung. Diese tritt im engeren Sinne des Begriffs im Rahmen einer chronischen Erkrankung, bspw. als Tumorkachexie bei Tumorerkrankungen auf.

Der Schlichtungsausschuss Bund hat am 30.9.2020 entschieden, wann R64 *Kachexie* kodiert werden kann:

- Gewichtsverlust ≥ 5 % (ohne Ödem) in ≤ 12 Monaten bei Vorliegen einer Erkrankung

und Vorliegen von drei der folgenden Kriterien

- verringerte Muskelkraft (z. B. Handgriffstärke)
- Erschöpfung
- Appetitlosigkeit

- niedriger Fettfreie Masse-Index (fettfreie Masse [kg]/ Körpergröße^2[m^2])
- abnorme Biochemie
  - erhöhte Entzündungsmarker (CRP > 5,0 mg/L, IL-6 > 4,0 pg/mL, oder
  - Anämie (Hb < 12g/dl bzw. 7,4 mmol/L) oder
  - niedriges Serumalbumin (< 32g/L)

E40 *Kwashiorkor* (E40) ist eine potenziell tödliche Form eines Protein-Energie-Mangelsyndroms, die vorwiegend Säuglinge und Kleinkinder in Entwicklungsländern ohne Zugang zu ausreichender Ernährung betrifft, gekennzeichnet durch Ödeme und Aszites aufgrund des vor allem bestehenden Eiweißmangels.

Die bei Leberzirrhose häufig vorkommende Hypoalbuminämie beruht vor allem auf einer Synthesestörung der Leber und nicht ausschließlich auf einer Mangelernährung oder Malabsorption und konnte in der Vergangenheit nur unzulänglich kodiert werden. Ab 2026 gibt es einen eigenen Kode E88.01 *Hypoalbuminämie*.

Krankheiten, die mit einem Eiweiß- und/oder Energiemangel durch enterale Malabsorption einhergehen, werden mit Kodes aus dem Kapitel K90.- *Intestinale Malabsorption* angegeben. Hingegen wird eine Malabsorption nach chirurgischen Maßnahmen, wie z.B. das Kurzdarmsyndrom mit K91.2 *Malabsorption nach chirurgischem Eingriff, anderenorts nicht klassifiziert* kodiert.

Ein weiterer Symptom-Kode ist die R63.0 *Anorexie*. Anorexie steht für das Symptom Appetitlosigkeit und ist zu unterscheiden von der psychosomatischen Erkrankung der Anorexia nervosa (F50.0-), einer psychogenen Essstörung, bei der es zum beabsichtigten Gewichtsverlust durch verminderte Nahrungsaufnahme kommt.

Darüber hinaus stehen für die Symptomatik der unzureichenden Nahrungsaufnahme bzw. Gewichtsabnahme die Symptomkodes R63.4 *Abnormer Gewichtsverlust*, R63.3 *Ernährungsprobleme und unsachgemäße Ernährung* und R63.6 *Ungenügende Aufnahme von Nahrung und Flüssigkeit* (infolge Vernachlässigung der eigenen Person) zur Verfügung.

Dabei kommt R63.6 *Ungenügende Aufnahme von Nahrung und Flüssigkeit* zur Anwendung, wenn die unzureichende Nahrungsaufnahme Folge einer organischen Erkrankung ist, die zu einer Vernachlässigung der eigenen Person führt, wie z. B. bei einer dementiellen Erkrankung. Voraussetzung für die Kodierfähigkeit der Diagnose ist selbstverständlich ein Ressourcenverbrauch im Sinne der Kodierrichtlinien.

Davon abzugrenzen sind organisch bedingte Störungen der Nahrungsaufnahme wie bei einem apallischem Syndrom oder einer Schluckstörung (z. B. tumorbedingt). Besteht hier Aufwand in Bezug auf die Ernährung (z. B. PEG-Sondenanlage) ist bei einem apallischem Syndrom die Diagnose R63.3 *Ernährungsprobleme und unsachgemäße Ernährung* zu verschlüsseln. Ist die Schluckstörung der Grund für die verminderte Nahrungsaufnahme, ist R13.9 *Sonstige und nicht näher bezeichnete Dysphagie* der zutreffende Kode.

Adipositas

E66.0-	Adipositas durch übermäßige Kalorienzufuhr
E66.1-	Arzneimittelinduzierte Adipositas
E66.2-	Übermäßige Adipositas mit alveolärer Hypoventilation
E66.8	Sonstige Adipositas
E66.9	Adipositas, nicht näher bezeichnet

Mit der 5. Stelle wird der Grad der Adipositas angegeben, der sich nach dem BMI richtet.

0	Adipositas Grad I (WHO) bei Patienten von 18 Jahren und älter, Body-Mass-Index [BMI] von 30 bis unter 35

1	Adipositas Grad II (WHO) bei Patienten von 18 Jahren und älter, Body-Mass-Index [BMI] von 35 bis unter 40
4	Adipositas bei Kindern und Jugendlichen von 3 Jahren bis unter 18 Jahren, Body-Mass-Index [BMI] über dem BMI-Grenzwert des 97,0-Perzentils [P97,0] bis einschließlich des BMI-Grenzwertes des 99,5-Perzentils [P99,5]
5	Extreme Adipositas bei Kindern und Jugendlichen von 3 Jahren bis unter 18 Jahren Body-Mass-Index [BMI] über dem BMI-Grenzwert des 99,5-Perzentils [P99,5]
6	Adipositas Grad III (WHO) bei Patienten von 18 Jahren und älter, Body-Mass-Index [BMI] von 40 bis unter 50
7	Adipositas Grad III (WHO) bei Patienten von 18 Jahren und älter, Body-Mass-Index [BMI] von 50 bis unter 60
8	Adipositas Grad III (WHO) bei Patienten von 18 Jahren und älter, Body-Mass-Index [BMI] von 60 und mehr
9	Grad oder Ausmaß der Adipositas nicht näher bezeichnet

Prozedurenkodes zur Ernährung

Mit folgenden Prozeduren kann der Mehraufwand bei ernährungsmedizinischer Behandlung erfasst werden.

Bei den zwei Komplexkodes aus dem Bereich der Ernährungstherapie müssen bestimmte Strukturmerkmale und Mindestmerkmale erfüllt werden, die nicht viele Kliniken erfüllen können. Die Kodes sind jeweils an der 5. oder 6 Stelle differenziert nach Behandlungstagen:

8-984.4-	Multimodale Komplexbehandlung bei Diabetes mellitus, angeborener Stoffwechselerkrankung und schwerer Mangelernährung: Bei Patienten mit angeborener Stoffwechselerkrankung oder schwerer Mangelernährung [Malnutrition]
8-98j.-	Ernährungsmedizinische Komplexbehandlung

Unabhängig von Strukturmerkmalen stehen folgende Prozedurenkodes zur Verfügung:

8-016	Parenterale Ernährungstherapie als medizinische Hauptbehandlung
8-015.-	Enterale Ernährungstherapie als medizinische Hauptbehandlung [An der 5. Stelle wird unterschieden in über eine Sonde, ein Stoma oder als therapeutische Hyperalimentation}
8-017	Enterale Ernährung als medizinische Nebenbehandlung {über eine Sonde oder Stoma}

Ein stationärer Aufenthalt mit einer Hauptbehandlung enterale Ernährung wird eher selten erforderlich sein, sodass dieser Kode möglicherweise nur selten anwendbar ist. Dagegen kann der Kode 8-017 *Enterale Ernährung als medizinische Nebenbehandlung* (über eine Sonde oder Stoma), häufiger angewandt werden. Allerdings darf der OPS-Kode nicht bei intensivmedizinisch versorgten Patient*innen verschlüsselt werden.

4 Verschlüsselung diagnostischer Prozeduren

Eine Foto- bzw. Videodokumentation ist im Prozeduren-Kode inkludiert, eine Biopsieentnahme wird gesondert kodiert.

Eine Analgosedierung beim Erwachsenen ist nicht gesondert zu kodieren und im endoskopischen Kode ebenfalls enthalten.

4.1 Allgemeine Hinweise zu den diagnostischen Prozeduren

4.1.1 Diagnostische (perkutane) Sonographie in der Gastroenterologie

Eine Ultraschalluntersuchung von außen (perkutan) ist ein häufiges genutztes diagnostisches Verfahren, um eine Vielzahl von gastroenterologischen Erkrankungsbildern zu diagnostizieren. Eine einfache Sonographie ohne besonders aufwändige Zusatzuntersuchungen kann nicht kodiert werden. Für einige speziellere Verfahren stehen jedoch Kodes zur Verfügung.

3-030	Komplexe differenzialdiagnostische Sonographie mit Kontrastmittel {Hinw.: Die Durchführung der Kontrastmittel-Sonographie setzt eine vorher durchgeführte Farbdopplersonographie voraus}
3-034	Komplexe differenzialdiagnostische Sonographie mittels Tissue Doppler Imaging [TDI] und Verformungsanalysen von Gewebe [Speckle Tracking] {Inkl.: Elastographie von parenchymatösen Organen und Tumoren, High-End-Echokardiographie}
3-035	Komplexe differenzialdiagnostische Sonographie des Gefäßsystems mit quantitativer Auswertung {Inkl.: B-Flow-Verfahren, Farbdopplersonographie/ Farbduplexsonographie, fetomaternale Dopplersonographie}

Bei der Kontrastmittelsonographie – auch CEUS (Contrast-enhanced ultrasound) oder KM-Sonographie genannt – wird ein spezielles Ultraschallkontrastmittel injiziert und dessen Verteilungsverhalten im Zielgewebe analysiert. Hierdurch gelingt u.a. die Unterscheidung zwischen gutartigen Veränderungen und bösartigen Tumoren. Prinzipiell können alle Organe mittels Kontrastmittelsonographie untersucht werden. Das häufigste Anwendungsfeld ist aber die Untersuchung der Leber bei Tumorverdacht.

Mit dem Kode 3-034 *Komplexe differenzialdiagnostische Sonographie mittels Tissue Doppler Imaging [TDI] und Verformungsanalysen von Gewebe [Speckle Tracking]* können Verfahren zur Messung der Leber- und Milzsteifigkeit wie FibroScan®, Scherwellenelastographie (SWE) oder ARFI-Elastographie verschlüsselt werden. Bei diesen Verfahren wird die Verformbarkeit des Leber- beziehungsweise Milzgewebes gemessen, wodurch eine Aussage über einen beginnenden Leberumbau (Leberfibrose oder - zirrhose) oder einen portalen Hypertonus möglich ist.

Mit dem Kode 3-035 *Komplexe differenzialdiagnostische Sonographie des Gefäßsystems mit quantitativer Auswertung* kann die Ultraschalluntersuchung von Gefäßen des Abdomens mit Flussdarstellung abgebildet werden. Das OPS-Verzeichnis nennt als Inklusivum explizit die Farbduplexsonographie sowie B-Flow Verfahren. Insbesondere wenn Flussgeschwindigkeiten in Gefäßen quantitativ gemessen werden, kann der Kode zur Anwendung kommen.

Die obenstehenden Kodes können auch bei endosonographischen Untersuchungen angegeben werden.

4.1.2 Ösophagogastroduodenoskopie (ÖGD) und Jejunoskopie

Die endoskopische Betrachtung bzw. Spiegelung (= skopie) der Speiseröhre (= Ösophagus), des Magens (= gaster) und des Zwölffingerdarms (= Duodenum) wird in den meisten Fällen in einer endoskopischen Untersuchung gemeinsam vorgenommen. Es wird der Kode für das am tiefsten eingesehene Gebiet verwendet. Erfolgt beispielsweise eine endoskopische Beurteilung von Speiseröhre, Magen und Duodenum wird ausschließlich der Kode 1-632.- *Ösophagogastroduodenoskopie* verwendet. Die 1-630.- *Diagnostische Ösophagoskopie* und 1-631.- *Diagnostische Ösophagogastroskopie* werden nicht zusätzlich erfasst. Bei manchen ÖGD erfolgt auch noch eine Beurteilung des sich an den Zwölffingerdarm anschließenden Leerdarms (Jejunum). Dementsprechend wird hierbei die 1-635.- *Diagnostische Jejunoskopie* kodiert; auch wenn in diesem Text des Kodes „Ösophago", „Gastro" und „Duodeno" fehlen, wird trotzdem nur der Kode 1-635 *Diagnostische Jejunoskopie* kodiert und nicht zusätzlich die Kodes für die anderen Teile der eingesehenen Bereiche. Für die oben genannten Untersuchungen gibt es besondere Kodes für den Zugang über ein Stoma sowie für postoperativ veränderte Anatomie (Vorhandensein von Anastomosen) an der Speiseröhre oder am Magen.

Im OPS-Verzeichnis werden die verschiedenen Techniken der Endoskopie des Dünndarms im Text der Kodes erwähnt:

4.1.3 Push-Technik

Mit Push-Technik bezeichnet man die konventionelle Endoskopie: Das Enteroskop wird im Magen-Darmlumen mit Schub (push) vorgeschoben. Speziell bei der Dünndarm-Endoskopie gelangt diese Technik an Grenzen, da der Dünndarm sich in Schleifen gelegt windet – durch alleiniges Vorschieben lässt sich das Endoskop nicht besonders weit vorführen, vielmehr schiebt es sich irgendwann nur noch auf. Die tieferen Abschnitte können aus den oben genannten Gründen mit dieser Technik nicht eingesehen werden.

Besser gelingt es mit einer anderen Technik, tief in den Dünndarm hineinzuschauen:

4.1.4 Push-and-Pull-Back-Technik, Single-/Doppelballon-Enteroskopie

Bei der Push-and-Pull-Back-Technik oder Single-/Doppelballon-Enteroskopie verwendet der Arzt ein Endoskop mit einem sogenannten Übertubus, an dem ein Ballon angebracht ist. Zusätzlich ist an der Endoskopspitze ein weiterer Ballon fixiert (Doppelballontechnik) oder auch nicht (Single Ballontechnik). Mithilfe des Übertubus und des Ballons kann das Gerät im Darmlumen fixiert werden. Es kann so repetitiv vorgeführt und zurückgezogen werden, wobei sich der Dünndarm auf dem Übertubus auffädeln und zusammenschieben lässt, wodurch dann das Endoskop weiter in den Dünndarm vorgeschoben werden kann. Im Bereich des oberen Verdauungstraktes wird die Push-und-Pull-Back-Technik mit einem eigenen Kode (siehe Kap. 4.2 *Diagnostische Endoskopie des oberen Verdauungstraktes*) verschlüsselt, im Bereich des unteren Verdauungstraktes mit einem Zusatzkode (siehe Kap. 4.3 *Diagnostische Endoskopie des unteren Verdauungstraktes*).

4.1.5 Motorisierte Spiral-Endoskopie

Die motorisierte Spiral-Endoskopie, die ebenfalls eine Endoskopie des Dünndarms erlaubt, ist vom Hersteller im Jahr 2023 vom Markt genommen worden. Der Kode wird trotzdem weiter im OPS-Verzeichnis aufgeführt.

4.1.6 Einmal-Endoskope

Wird eine Endoskopie im Gastrointestinaltrakt mit einem Einmal-Endoskop (Single Use Endoskop) durchgeführt, können seit 2024 folgende Zusatzkodes kodiert werden:

1-999.5-	Zusatzinformationen zu diagnostischen Maßnahmen: Diagnostische Verwendung eines Einmal-Endoskops {Hinw.: Diese Kodes sind nur anzugeben, wenn ein nicht wiederaufbereitetes Endoskop verwendet wird}
1-999.50	Einmal-Duodenoskop
1-999.51	Einmal-Gastroskop

Diese Kodes sind Zusatzkodes, die zusätzlich zu den OPS der durchgeführten Diagnostik anzugeben sind.

Durch die Verwendung von Einmal-Endoskopen soll die Übertragung von pathogenen Mikroorganismen auf andere Patient*innen verhindert werden. Trotz intensiver und strenger Reinigungs- und Wiederaufbereitungsverfahren haben wiederverwendbare Endoskope aufgrund schwer zugänglicher Bereiche für die Reinigung sowie auch infolge von Verschleiß ein Risiko für mikrobielle Kontamination. Einmal-Endoskope können insbesondere bei Erregern mit hoher Tenazität zum Einsatz kommen, d. h. bei Erregern welche eine hohe Toleranz gegenüber Desinfektionsmethoden haben und dadurch schwer zu inaktivieren sind (z. B. Prionen bei Creutzfeldt-Jakob-Krankheit) oder auch bei bekannten multiresistenten Erregern. Auch die Diagnostik bei immunsupprimierten Patient*innen kann ein Einsatzfeld sein, um diese Patient*innen vor Infektionen zu schützen. Auch auf Intensivstationen finden Einmalendoskope häufig Verwendung.

Für die therapeutischen Anwendung von Einmalendoskopen gibt es weitere Kodes (siehe Kap. 5.1.10 *Einmal- Endoskope*).

4.1.7 Endosonographie

Die Endosonographie, d. h. eine Sonographie mit einem speziellen Ultraschallendoskop, erlaubt die sonographische Untersuchung und Darstellung der Wände des Verdauungstraktes und der unmittelbar anliegenden Strukturen in einer weit höheren Auflösung als mit der transkutanen Abdomensonographie.

Ein Endosonographiegerät hat an der Spitze des Endoskops einen Ultraschallkopf, die Videokamera ist bei einigen Gerätetypen jedoch kleiner als bei einem Gastroskop und an der Seite, sodass das Blickfeld eingeschränkt ist. Zur Koppelung des Sonographiekopfes an das zu untersuchende Organ wird Wasser entweder direkt z. B. in das Hohlorgan oder in einen davor platzierten Ballon gefüllt. Mit der Endosonographie können Wandverdickungen und Strukturen jenseits der Wände des Verdauungstraktes dargestellt werden, z. B. Lymphknoten, Pankreas, Gallenwege und Gallenblase. Der Vorteil gegenüber der transkutanen Abdomensonographie besteht darin, dass keine Luft (im Verdauungstrakt oder in der Lunge) zwischen dem Schallkopf und der zu untersuchenden Struktur liegt, die die Darstellung erschwert oder verhindert. Zudem ist die räumliche Auflösung bedingt durch die unmittelbare Nähe der zu untersuchenden Struktur im Nahfeld so hoch wie bei keinem anderen bildgebenden Verfahren. Mittels Biopsienadel können unter endosonographischer Sicht Strukturen (jenseits) der Wand des Verdauungstraktes punktiert werden, so z. B. eine Raumforderung im Pankreas.

4.1.8 Koloskopie und Ileoskopie

Im Rahmen der Endoskopie des unteren Verdauungstrakts wird, analog zur ÖGD, immer der Kode für das am weitesten oral gelegene, eingesehene Gebiet verwendet. Erfolgt beispielsweise die Untersuchung des gesamten Dickdarms (= Kolon) sowie des Endabschnitts des Dünndarms (= Ileum), ist der Kode 1-650.2 *Diagnostische Koloskopie: Total, mit Ileoskopie* zu verschlüsseln. Erfolgt nur eine Spiegelung des S-förmigen Dickdarms (Sigma) steht der Kode 1-651 *Diagnostische Sigmoidoskopie* zur Verfügung. Bei Fällen, in denen zwar mehr als das Sigma beurteilt wurde, aber das Zökum bzw. terminale Ileum nicht erreicht wurde oder die Untersuchung zu einem nicht näher angegebenen Zeitpunkt abgebrochen wurde, kann der Kode 1-650.0 *Diagnostische Koloskopie: Partiell* angegeben werden. Für die Spiegelungen des unteren Gastrointestinaltrakts über einen künstlichen Darmausgang (= Stoma) stehen gesonderte Kodes zur Verfügung. Das Vorliegen von Anastomosen ist für die Verschlüsselung von Endoskopien des unteren Verdauungstrakts unerheblich.

Sofern die Koloskopie in der Push-and-Pull-back-Technik (Erklärung siehe Kap. 4.1.4 *Push-and-Pull-Back Technik, Single-/Doppelballon-Enteroskopie*) erfolgt ist, steht der Zusatzkode 1-657 *(Ileo-)Koloskopie durch Push-and-pull-back-Technik* zur Verfügung.

4.2 Diagnostische Endoskopie des oberen Verdauungstraktes

1-630.0	Diagnostische Ösophagoskopie: Mit flexiblem Instrument
1-630.1	Diagnostische Ösophagoskopie: Mit starrem Instrument
1-631.0	Diagnostische Ösophagogastroskopie: Bei normalem Situs
1-631.1	Diagnostische Ösophagogastroskopie: Bei Anastomosen an Ösophagus und/oder Magen
1-631.x	Diagnostische Ösophagogastroskopie: Sonstige {Inkl.: bei Lageanomalie}
1-632.0	Diagnostische Ösophagogastroduodenoskopie: Bei normalem Situs
1-632.1	Diagnostische Ösophagogastroduodenoskopie: Bei Anastomosen an Ösophagus, Magen und/oder Duodenum
1-632.x	Diagnostische Ösophagogastroduodenoskopie: Sonstige {Inkl.: bei Lageanomalie}
1-635.0	Diagnostische Jejunoskopie: Bei normalem Situs
1-635.1	Diagnostische Jejunoskopie: Bei Anastomosen an Ösophagus, Magen und/oder Dünndarm
1-635.x	Diagnostische Jejunoskopie: Sonstige {Inkl.: bei Lageanomalie}
1-636.0	Diagnostische Intestinoskopie (Endoskopie des tiefen Jejunums und Ileums): Einfach (durch Push-Technik)
1-636.1	Diagnostische Intestinoskopie (Endoskopie des tiefen Jejunums und Ileums): Durch Push-and-pull-back-Technik {Doppel- oder Single-Ballon}
1-636.2	Diagnostische Intestinoskopie (Endoskopie des tiefen Jejunums und Ileums): Durch motorisierte Spiral-Endoskopie
1-63b	Chromoendoskopie des oberen Verdauungstraktes
3-301.0	Konfokale Mikroskopie: Verdauungstrakt, endoskopisch

Wenn die Untersuchung mit Unterstützung durch Färbeverfahren erfolgt, kann der Zusatzkode 1-63b *Chromoendoskopie des oberen Verdauungstrakts* mit angegeben werden. Bei einer Chromoendoskopie handelt es sich um ein diagnostisches Verfahren zur besseren Erkennung von flachen oder kleinen Schleimhautveränderungen, bei welchem mittels eines speziellen Sprühkatheters Farbstoff auf die Schleimhaut aufgebracht wird. Im oberen Verdauungstrakt wird als Farbstoff meist Jod oder Essigsäure eingesetzt. Aufgrund der zusätzlichen Färbung und besonders ausführlichen Schleimhautbeurteilung stellt die Chromoendoskopie einen wesentlichen Mehraufwand in der täglichen Praxis dar. Es ist zu beachten, dass eine rein virtuelle Chromoendoskopie (u. a. NBI®, iScan®, etc.), also das Verwenden von im Endoskop verbauten Farbfiltern oder alternativen Lichtquellen, bereits im Kode zur diagnostischen ÖGD enthalten ist und daher nicht gesondert kodiert werden kann.

Die konfokale endoskopische Mikroskopie ist ein modernes Verfahren zur genaueren Beurteilung von verändertem Gewebe im Verdauungstrakt, bei dem ein Mikroskopiekatheter über den Arbeitskanal des Endoskops eingebracht wird. Insbesondere können mit dem Verfahren Krebsvorstufen bereits während der Endoskopie erkannt und gezielt biopsiert werden. Außerdem wird die endoskopische Mikroskopie in Zusammenhang mit der Applikation eines fluoreszierenden Kontrastmittels zur Diagnose von Nahrungsmittelunverträglichkeiten angewandt. Das Verfahren ist im oberen und unteren Verdauungstrakt möglich. Der Kode 3-301.0 *Konfokale Mikroskopie: Verdauungstrakt, endoskopisch* wird zusätzlich zur Verschlüsselung der endoskopischen Maßnahme angegeben.

Diagnostische Endoskopie des oberen Verdauungstraktes über ein Stoma

1-638.-	Diagnostische Endoskopie des oberen Verdauungstraktes über ein Stoma
1-638.0	Diagnostische Ösophagoskopie
1-638.1	Diagnostische Ösophagogastroduodenoskopie

1-638.2 Diagnostische Gastroskopie
1-638.3 Diagnostische Duodenoskopie
1-638.4 Diagnostische Jejunoskopie

Mit dem Zusatz „über ein Stoma" ist bei der Endoskopie des oberen Verdauungstrakts auch das Vorspiegeln über den Kanal einer bereits einliegenden Ernährungssonde (u. a. PEG) gemeint.

4.3 Diagnostische Endoskopie des unteren Verdauungstraktes

1-650.0 Diagnostische Koloskopie: Partiell
1-650.1 Diagnostische Koloskopie: Total, bis Zäkum
1-650.2 Diagnostische Koloskopie: Total, mit Ileoskopie
1-651 Diagnostische Sigmoideoskopie
1-653 Diagnostische Proktoskopie
1-654.0 Diagnostische Rektoskopie: Mit flexiblem Instrument {Inkl. Pouchoskopie}
1-654.1 Diagnostische Rektoskopie: Mit starrem Instrument {Inkl. Pouchoskopie}
1-655 Chromoendoskopie des unteren Verdauungstrakts

In manchen Fällen muss bei Patient*innen der gesamte Dickdarm entfernt werden (Kolektomie). Nach diesen Eingriffen kann chirurgisch ein sog. Pouch aus Dünndarmschlingen gebildet werden, um die Reservoirfunktion des Enddarms zu ersetzen und eine Rückverlagerung des künstlichen Darmausgangs zu ermöglichen. Dieser Pouch kann ebenfalls endoskopisch untersucht werden. In diesem Fall ist ein Kode aus 1-654.- *Diagnostische Rektoskopie* anzugeben, auch wenn das Rektum (nahezu) vollständig entfernt wurde (siehe Inklusivum bei 1-654.-).

Wenn die Untersuchung mit Unterstützung durch Färbeverfahren erfolgt, kann der Zusatzkode 1-655 *Chromoendoskopie des unte-*

ren Verdauungstrakts mit angegeben werden. Erläuterungen zur Chromoendoskopie sind in Kap. 4.2 aufgeführt.

Diagnostische Endoskopie des unteren Verdauungstraktes über ein Stoma

1-652.0	Diagnostische Endoskopie des Darmes über ein Stoma: Ileoskopie
1-652.1	Diagnostische Endoskopie des Darmes über ein Stoma: Koloskopie
1-652.2	Diagnostische Endoskopie des Darmes über ein Stoma: Sigmoideoskopie
1-652.3	Diagnostische Endoskopie des Darmes über ein Stoma: Proktoskopie
1-652.4	Diagnostische Endoskopie des Darmes über ein Stoma: Rektoskopie
1-655	Chromoendoskopie des unteren Verdauungstraktes
3-301.0	Konfokale Mikroskopie: Verdauungstrakt, endoskopisch

Beispiel

Bei einer Patientin wird die Ileo-Koloskopie mit einem Doppelballonendoskop durchgeführt, um eine Läsion im Ileum zu erreichen. Es wird allerdings nur das Zäkum erreicht.

1-650.1	Diagnostische Koloskopie: Total, bis Zäkum
1-657	(Ileo-)Koloskopie durch Push-and-pull-back-Technik

Anmerkung

Unabhängig davon, ob es gelingt, die Läsion im Ileum zu erreichen, ist der Zusatzkode anzugeben.

4.3.1 Kapselendoskopie

Wenn die Untersuchung nicht mit einem Endoskop, sondern mit einer Videoendoskopiekapsel erfolgt, steht ein extra Kode zur Verfügung. Bei diesen Kapselendoskopien wird eine Minikamera verschluckt, welche den gesamten Verdauungstrakt durchquert und dabei die Schleimhaut fotografiert. Die Bilder werden über einen Sender übertragen.

1-63a Kapselendoskopie des Dünndarms
1-656 Kapselendoskopie des Kolons

Es steht sowohl für die Kapselendoskopie des Dünndarms als auch für die Kapselendoskopie des Dickdarms ein Kode zur Verfügung. Es ist zu beachten, dass es sich bei o.g. Untersuchungen um getrennte Verfahren handelt, da unterschiedliche Videoendoskopiekapseln zum Einsatz kommen. Insbesondere werden bei der Kapselendoskopie des Kolons Kapseln mit zwei eingebauten Kameras verwendet. Der vorherige Einsatz einer Testkapsel (auch „Dummy-Kapsel" oder „Patency-Kapsel") zum Ausschluss von Engstellen im Gastrointestinaltrakt kann nicht gesondert kodiert werden. Da Kapselendoskopien einen hohen Material- und Auswertungsaufwand verursachen, sollte die Verschlüsselung dieser Untersuchungen nicht vergessen werden.

4.4 Diagnostische Endoskopie der Gallen- und Pankreaswege

Die am häufigsten durchgeführten Prozeduren im Bereich von Gallenwegen und Pankreas sind die diagnostische und in den meisten Fällen auch gleichzeitig therapeutische endoskopisch-retrograde Cholangiographie (ERC) oder Pankreatikographie (ERP). In vielen Fällen werden beide Gangsysteme dargestellt, dann spricht man von der endoskopisch-retrograden Cholangiopankreatographie (ERCP). Die ERCP basiert auf der Kontrastmittelinjektion in die entsprechenden Gangsysteme entgegen der Flussrichtung der Sekrete (retrograd) und der somit indirekten Darstellung des jeweiligen Gangs im Röntgenbild.

Der Zugang zu den Gallenwegen ist in wenigen Fällen nicht über die Papille möglich, wie dies in der ERCP erfolgt. In diesen Situationen kann – meist in therapeutischer Intention – ein perkutaner (perkutane, transhepatische Cholangiographie, PTC) oder auch ein endosonographischer transgastraler oder transduodenaler Zugang gewählt werden.

Neben der ERC gibt es auch die Cholangioskopie als direkte Endoskopie der Gallenwege. Mit der Cholangioskopie werden videoendoskopische Bilder zur Beurteilung des Inneren der Gallenwege erzeugt, können Zytologien oder Biopsien entnommen oder Konkremente zerkleinert werden. Die Cholangioskopie erfolgt mit einem dünnen Endoskop, welches entweder direkt von peroral oder durch den Instrumentierkanal des Duodenoskop transpapillär eingeführt wird (z. B. SpyGlass-System). Mit beiden Systemen ist eine direkte Endoskopie der Gallenwege (1-643) oder auch des Bauchspeicheldrüsenganges (1-644) möglich.

Alternativ kann die Cholangioskopie nicht von der Papille aus, sondern von perkutan, d. h. von außen durch die Haut erfolgen (1-695.4-). Hierfür wird im Vorhinein ein perkutaner transhepatischer Zugang geschaffen und eine Drainage (PTCD) zum Offenhalten des Zugangs eingelegt. Über den PTCD-Zugang kann dann die Cholangioskopie erfolgen.

1-640	Diagnostische retrograde Darstellung der Gallenwege
1-641	Diagnostische retrograde Darstellung der Pankreaswege
1-642	Diagnostische retrograde Darstellung der Gallen- und Pankreaswege
1-643	Diagnostische direkte Endoskopie der Gallenwege [duktale Endoskopie] [POCS]
1-643.2	Cholangioskopie der Gallenwege distal der Hepatikusgabel {Inkl.: Cholangioskopie der extrahepatischen Gallenwege}
1-643.3	Cholangioskopie der Gallenwege proximal der Hepatikusgabel {Inkl.: Cholangioskopie der intrahepatischen Gallenwege}
1-644	Diagnostische direkte Endoskopie des Pankreasganges [duktale Endoskopie] [POPS]

1-645	Zugang durch retrograde Endoskopie
1-646	Diagnostische Endoskopie der Gallen- und Pankreaswege bei anatomischer Besonderheit
1-999.50	Zusatzinformationen zu diagnostischen Maßnahmen: Diagnostische Verwendung eines Einmal-Endoskops: Einmal-Duodenoskop
1-695.-	Diagnostische Endoskopie des Verdauungstraktes durch Inzision und intraoperativ
1-695.43	Perkutan-transhepatisch mit normalkalibrigem Cholangioskop (Außendurchmesser > 4 mm)
1-695.44	Perkutan-transhepatisch mit kleinkalibrigem Cholangioskop (Außendurchmesser ≤ 4 mm)

Erläuterung zu 1-643- (POCS) – distal und proximal der Hepatikusgabel: Die diagnostische direkte Endoskopie der Gallenwege wird danach differenziert, ob nur die „extrahepatischen" Gallenwege distal der Hepatikusgabel eingesehen werden, oder auch die größtenteils im Leberparenchym „intrahepatisch" verlaufenden Gallenwege proximal der Hepatikusgabel (Aufteilung in rechten und linken Gallengang (D. hep. dexter/sinister)). Die Bezeichnung distal und proximal richtet sich dabei nach der Fließrichtung der Galleflüssigkeit, welche in der Leber gebildet und über die Gallenwege bis in den D. hepaticus communis fließt. Von dort wird ein Teil in der Gallenblase gespeichert und/oder direkt über den D. choledochus in das Duodenum abgegeben.

Erläuterung zu 1-645 *Zugang durch retrograde Endoskopie*: Dies ist ein Zusatzkode zur durchgeführten ERCP. Dieser kann ausschließlich verwendet werden, um die aufgrund von Voroperationen (z. B. nach partieller Pankreatoduodenektomie, bei Roux-Y-Anastomose nach totaler oder partieller Gastrektomie) retrograd (von weiter aboral gelegenen Darmabschnitten in Richtung weiter oral gelegener Darmabschnitte) durchgeführte Endoskopie zur diagnostischen Untersuchung der Gallen- oder Pankreaswege zu verschlüsseln.

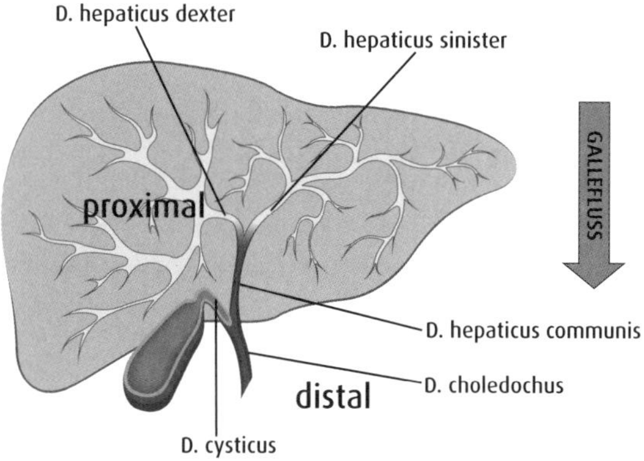

Quelle: © Stocker_team/Shutterstock.com

Erläuterung zu 1-999.50 *Diagnostische Verwendung eines Einmal-Endoskops: Einmal-Duodenoskop*: Dies ist ein Zusatzkode. In welchen Situationen Einmal-Endoskope zum Einsatz kommen, ist in Kap. 4.1.6 *Einmal-Endoskope* beschrieben.

4.5 Endosonographie

Eine detaillierte Beschreibung der Methode Endosonographie ist im Kap. 4.1.7 *Endosonographie* zu finden.

Die Endosonographie (EUS, endoskopischer Ultraschall) wird mit den nachfolgenden Kodes verschlüsselt. Es ist dabei zu beachten, dass jeweils das oder die Zielorgane der Untersuchung zu kodieren sind; Organe, die zwar im Blickfeld sind, aber nicht befundet werden, sollten nicht angegeben werden.

3-050	Endosonographie von Mundhöhle und Hypopharynx
3-051	Endosonographie des Ösophagus
3-053	Endosonographie des Magens
3-054	Endosonographie des Duodenums

3-055.0	Endosonographie der Gallenwege und der Leber: Gallenwege
3-055.1	Endosonographie der Gallenwege und der Leber: Leber
3-056	Endosonographie des Pankreas
3-057	Endosonographie des Kolons
3-058	Endosonographie des Rektums
3-05a	Endosonographie des Retroperitoneums
3-030	Komplexe differenzialdiagnostische Sonographie mit Kontrastmittel {Endosonographie mit Kontrastmittel}
3-034	Komplexe differenzialdiagnostische Sonographie mittels Tissue Doppler Imaging [TDI] und Verformungsanalysen von Gewebe [Speckle Tracking] {Endosonographie parenchymatöser Organe mit Elastographie}

Nach dem Beschluss des Schlichtungsausschuss Bund vom 24.6.2020 (KDE 149) wird bei einer Endosonographie *zusätzlich* ein OPS-Kode aus dem Bereich der diagnostischen Endoskopie angegeben: Bei einer Endosonographie im oberen Verdauungstrakt: 1-63- *Diagnostische Endoskopie des oberen Verdauungstraktes* <u>oder</u> bei Endosonographie im unteren Verdauungstrakt: 1-65- *Diagnostische Endoskopie des unteren Verdauungstraktes*).

Bei einer endosonographischen Beurteilung des Pankreas und der Gallenwege vom Duodenum aus ist demzufolge der Kode 1-632.0 *Diagnostische Ösophagogastroduodenoskopie, bei normalem Situs* zusätzlich zum OPS-Kode der Endosonographie zu erfassen (bzw. alternativ 1-632.1 *Diagnostische Ösophagogastroduodenoskopie, bei Anastomosen an Ösophagus, Magen und/ oder Duodenum*, im Falle, dass der*die Patient*in voroperiert ist und Anastomosen in diesen Organsystemen bestehen).

Darüber hinaus werden verschiedene Untersuchungen/Interventionen unter endosonographischer Steuerung vorgenommen. Zur Kodierung dieser Maßnahmen existieren einige Kodes, die

die Endosonographie zwar im Kode-Text beinhalten, jedoch mit einem Hinweis versehen sind, dass die Endosonographie zusätzlich zu kodieren ist:

1-445	Endosonographische Feinnadelpunktion am oberen Verdauungstrakt
1-446	Endosonographische Feinnadelpunktion am unteren Verdauungstrakt
1-447	Endosonographische Feinnadelpunktion am Pankreas
1-448.0	Endosonographische Feinnadelpunktion am hepatobiliären System: Leber
1-448.1	Endosonographische Feinnadelpunktion am hepatobiliären System: Gallengänge
1-408.0	Endosonographische Biopsie an endokrinen Organen, Nebenniere. {Die Seitenangabe (rechts / links) ist anzugeben}

Bei Biopsien mit Steuerung durch bildgebende Verfahren wird bei Anwendung der Endosonographie diese gesondert kodiert. Dies ist als Hinweis bei den folgenden Kodes im OPS-Verzeichnis angegeben:

1-426.-	(Perkutane) Biopsie an Lymphknoten, Milz und Thymus mit Steuerung durch bildgebende Verfahren
1-426.3	Lymphknoten, mediastinal
1-426.4	Lymphknoten, paraaortal
1-426.a	Lymphknoten, mesenterial
1-494.2-	(Perkutane) Biopsie an anderen Organen und Geweben mit Steuerung durch bildgebende Verfahren: Mediastinum
1-494.20	Durch Feinnadelpunktion
1-494.2x	Sonstige
1-494.8	Retroperitoneales Gewebe

4.6 Funktionsdiagnostik

Bei der gastroenterologischen Funktionsdiagnostik handelt es sich um spezialisierte Untersuchungen, um die Funktion der Organe des Verdauungssystems zu beurteilen. Hiermit können Erkrankungen diagnostiziert werden, welche nicht durch strukturelle Veränderungen an den Verdauungsorganen, sondern durch krankhafte Funktionsstörungen hervorgerufen werden (z.B. Achalasie). Funktionsuntersuchungen sind am oberen Verdauungstrakt, an den Gallenwegen sowie am unteren Verdauungstrakt möglich.

Funktionsdiagnostik am oberen und mittleren Verdauungstrakt:

1-313.-	Ösophagusmanometrie
1-313.0	Durchzugsmanometrie
1-313.1	Hochauflösende Manometrie {Inkl.: High-Resolution-Ösophagus-Manometrie (HRM) Hinw.: die Sonde verfügt über mindestens 20 Druckabnahmepunkte}
1-313.10	Einfach
1-313.11	Langzeit-Manometrie {Hinw.: Dauer mindestens 24 Stunden}
1-313.2	Impedanz-Planimetrie {Hinw.: Endoflip-System}
1-314	Manometrie der Gallen- und Pankreasgänge {Inkl. Papillenmanometrie}
1-316.0	pH-Metrie des Ösophagus: Einfach
1-316.10	pH-Metrie des Ösophagus: Langzeit-pH-Metrie: Ohne Langzeit-Impedanzmessung
1-316.11	pH-Metrie des Ösophagus: Langzeit-pH-Metrie: Mit Langzeit-Impedanzmessung
1-317.0	pH-Metrie des Magens: Einfach
1-317.1	pH-Metrie des Magens: Langzeit-pH-Metrie
1-318	Dünndarmmanometrie

Funktionsdiagnostik am unteren Verdauungstrakt:

1-315	Anorektale Manometrie
1-319	Dickdarmmanometrie inkl. Barostat

Am unteren Verdauungstrakt bestehen ebenfalls verschiedene Methoden zur Druckmessung. Bei der anorektalen Manometrie wird der Druck des Schließmuskels und des Rektums gemessen. Die Untersuchung dient der Abklärung von Stuhlentleerungsstörungen oder der Stuhlinkontinenz und kommt auch bei Patient*innen mit Reizdarmsyndrom zur Anwendung. Üblicherweise wird die anorektale Manometrie ebenfalls als hochauflösende Manometrie durchgeführt. In der Kodierung wird jedoch nicht in der Methode der Manometrie unterschieden, sodass eine Durchzugsmanometrie ebenfalls mit dem Kode 1-315 *Anorektale Manometrie* zu kodieren ist. Die Manometrie des Dickdarms ist eine Spezialuntersuchung, welche nur in wenigen Zentren deutschlandweit angeboten wird und zur Diagnostik der therapierefraktären Verstopfung dient. Bei einer Barostat-Untersuchung wird die Schmerzschwelle im Dickdarm unter Anwendung einer komplizierten Apparatur (Barostat) ermittelt. Diese Untersuchung kommt zur Diagnose einer viszeralen Hypersensitivität bei Reizdarmsyndrom zur Anwendung.

Weitere Funktionsuntersuchungen:

1-760	Belastungstests mit Substanzen zum Nachweis einer Stoffwechselstörung {Inkl.: Orale Leucin-, Carnitin-, Phenylpropionsäure-, Glucose-, Lactose- oder Fettbelastung} {Inkl.: Intravenöse Pyruvatbelastung} {Inkl.: Fastentest} {Hinw.: Die Anwendung dieses Kodes setzt die kontinuierliche ärztliche Überwachung in Notfallbereitschaft voraus}
1-761	Pankreasfunktionstest mit Aspiration von Duodenalsaft über eine Duodenalsonde {Inkl.: Sekretin-Test}

1-762 Leberfunktionstest mit intravenöser Applikation eines C13-markierten Substrates
{Inkl.: Intravenöse C13-Methacetin-Applikation}
{Hinw.: Die Anwendung dieses Kodes setzt die kontinuierliche Messung der 13CO2-Abatmung über eine Atemmaske direkt am Patienten voraus}

Mit dem Kode 1-760 *Belastungstests mit Substanzen zum Nachweis einer Stoffwechselstörung* können die Atemtests in der Gastroenterologie verschlüsselt werden. Im Rahmen dieser Testverfahren kann u. a. auf eine Lactose- oder Fructoseintoleranz sowie eine bakterielle Fehlbesiedlung getestet werden. Grundprinzip der Atemteste ist die Bestimmung der Wasserstoffkonzentration in der Ausatemluft nach Einnahme einer zu testenden Substanz. Wird zum Beispiel Lactose nicht ausreichend vom Körper verstoffwechselt (Lactoseintoleranz), wird vermehrt Wasserstoff durch Darmbakterien gebildet, welcher dann im Atemtest nachgewiesen werden kann.

Der Sekretin-Pankreozymintest kann mit dem Kode 1-761 verschlüsselt werden. Da die benötigten Testsubstanzen (Sekretin und Pankreozymin) vom Markt genommen wurden, wird der Test heute kaum mehr durchgeführt.

Durch einen C13-Methacetin Test (LiMAx® Testsystem) kann die Leberfunktion nicht-invasiv durch einen Atemtest untersucht werden. Dieser Test findet überwiegend vor geplanten leberchirurgischen Eingriffen zur besseren Risikoabschätzung für ein postoperatives Leberversagen statt.

4.7 Druckmessung Lebergefäße

Zur differenzierten Kodierung der Messung des Pfortaderdruckes und der Bestimmung des portovenösen Druckgradienten wurde der bisherige OPS-Kode 1-279.b *Messung des Lebervenenverschlussdruckes* 2024 differenziert.

1-279.b Andere diagnostische Katheteruntersuchung an Herz und Gefäßen: Bestimmung des portovenösen Druckgradienten
{Inkl.: Messung des Hepatic-Venous-Pressure-Gradient [HVPG]}

1-279.b0 Durch indirekte Messung des Pfortaderdruckes
{Inkl.: Messung des Lebervenenverschlussdruckes}

1-279.b1 Durch direkte Messung des Pfortaderdruckes
{Inkl.: Endosonographisch gesteuerte Messung des Pfortader- und Lebervenendruckes durch transgastrale oder transduodenale Punktion}

Die seit Langem etablierte indirekte Messung des Pfortaderdruckes durch den Verschlussdruck in einer Lebervene hat nun die OPS-Ziffer 1-279.b0, die neuere Methode mit einer endosonographisch gesteuerten Leberpunktion und Platzierung der Drucksonde in den Lebergefäßen (= direkte Messung) wird mit der OPS-Ziffer 1-279.b1 verschlüsselt.

Obwohl kein Hinweis für die gesondert zu kodierende Endosonographie beim Kode 1-279.b1 *Bestimmung des portovenösen Druckgradienten, Durch indirekte Messung des Pfortaderdruckes* steht, empfehlen wir, die Endosonographie analog zu anderen endosonographisch gesteuerten Maßnahmen mit 3-055.1 *Endosonographie der Gallenwege und der Leber, Leber* ebenfalls zu kodieren.

Eine Bestimmung des Pfortaderdruckes zur Indikationsstellung einer TIPS-Anlage in einer eigenen Sitzung vor der Anlage oder zur Diagnostik einer portopulmonalen Hypertonie wird mit den o. g. Kodes verschlüsselt. Die Messung der Drücke im Rahmen der TIPS-Anlage selbst ist Teil der Prozedur und wird nicht zusätzlich kodiert.

4.8 Biopsien/Feinnadelpunktionen

Bei Biopsien wird primär nach dem Kriterium „mit/ohne Inzision" unterschieden. Die Kodes für Biopsien ohne Inzision finden sich in den OPS-Kategorien 1-40 bis 1-49, diejenigen mit Inzision in den Kategorien 1-50 bis 1-58. Eine Biopsie mit Inzision erfordert, dass das Biopsiegebiet operativ freigelegt wird. Die vereinfachte Einführung einer Biopsienadel über einen kleinen Hautschnitt gilt klassifikatorisch nicht als Biopsie mit Inzision. Endoskopische Biopsien werden unter den Kodes „ohne Inzision" zusammengefasst (siehe Inklusivum unter 1-42...1-49 Biopsie ohne Inzision). Bei endoskopischen Biopsien muss die Endoskopie selbst zusätzlich kodiert werden (Kode aus 1-61 bis 1-69). Eine perkutan-transhepatische Biopsie am Gallengang über ein Cholangioskop wird jedoch als Biopsie mit Inzision kategorisiert (1-552.1).

Bei endoskopischen Biopsien am Verdauungstrakt wird nur ein OPS-Kode für die Entnahme der Biopsien pro Sitzung verschlüsselt. Erfolgen mehr als 5 Biopsien bei einer Endoskopie am Verdauungstrakt, wird der Kode für Stufenbiopsien verwendet. Diese Kodes gelten auch für die Durchführung einer Bürstenzytologie. Dies wird zur Klarstellung im OPS-Verzeichnis ab 2023 als Inklusivum aufgeführt.

Die Endosonographie (siehe dazu auch Kap. 4.5 *Endosonographie*) erweitert die Möglichkeiten für eine gezielte Biopsieentnahme, indem neben dem endoskopischen Bild eine sonographische Darstellung der Wandschichtung und subepithelialer Raumforderungen des Magen-Darmtraktes und/oder von benachbarten Organen möglich wird.

4.8.1 Oberer Verdauungstrakt

1-440.a Endoskopische Biopsie an oberem Verdauungstrakt, Gallengängen und Pankreas: 1 bis 5 Biopsien am oberen Verdauungstrakt
{Inkl.: Bürstenzytologie}

1-440.9 Endoskopische Biopsie an oberem Verdauungstrakt, Gallengängen und Pankreas: Stufenbiopsie am oberen Verdauungstrakt
{Inkl.: Bürstenzytologie}

1-445 Endosonographische Feinnadelpunktion am oberen Verdauungstrakt (zusätzlich: die Endosonographie ist gesondert zu kodieren, s. u.)

4.8.2 Unterer Verdauungstrakt

1-444.6 Endoskopische Biopsie am unteren Verdauungstrakt: Stufenbiopsie

1-444.7 Endoskopische Biopsie am unteren Verdauungstrakt: 1 bis 5 Biopsien

1-446 Endosonographische Feinnadelpunktion am unteren Verdauungstrakt (zusätzlich: die Endosonographie ist gesondert zu kodieren, s. u.)

4.8.3 Analregion

Eine endoskopische Biopsie im Analkanal kann mit den oben genannten Kodes 1-444.6 oder 1-444.7 kodiert werden. Häufig wird die Biopsie jedoch ohne Endoskop durchgeführt. Dafür stehen die folgenden Kodes zur Verfügung:

1-449.- Andere Biopsie ohne Inzision an anderen Verdauungsorganen

1-449.0 Analkanal

1-449.1 Analrand

1-449.2 Perianalregion

5 Verschlüsselung therapeutischer Verfahren

5.1 Allgemeine Hinweise zu den therapeutischen Prozeduren

5.1.1 Blutstillung

Eine Blutstillung wird immer kodiert, wenn die Blutung spontan auftritt. Wenn die Blutung im Rahmen einer Intervention (z. B. Polypektomie) auftritt, ist die einfache Blutstillung (z. B. Adrenalin-Injektion, Elektrokoagulation) im OPS-Kode der Intervention inkludiert.

Es gibt aber komplexere Blutstillungstechniken, die gesondert kodiert werden können, wie z. B.:

5-469.s3 Andere Operationen am Darm: Geweberaffung oder Gewebeverschluss durch einen auf ein Endoskop aufgesteckten ringförmigen Clip: Endoskopisch

5-469.t3 Andere Operationen am Darm: Blutstillung durch Auftragen absorbierender Substanzen: Endoskopisch

5-469.w3 Andere Operationen am Darm: Blutstillung durch Auftragen von Peptid-Hydrogel bildenden Substanzen: Endoskopisch

In nachfolgender Tabelle werden die verschiedenen Verfahren zur endoskopischen Blutstillung aufgeführt und in Grundzügen erklärt.

Medikamentöse Blutstillungsverfahren	
Injektionstherapie	Es stehen verschiedene Injektionstherapeutika zur Verfügung u. a. verdünnte Adrenalinlösung, Kochsalz, Fibrinkleber, Cyanoacrylat.
Thermische Blutstillungsverfahren	
Elektrokoagulation	Verödung von Gefäßen mittels direkter Wirkung des elektrischen Stroms z. B. mit der Spitze der Resektionsschlinge oder speziellen Koagulationszangen (z. B. Coag-Grasper™)

Heater-Probe®	Verödung von Gefäßen durch Hitzeanwendung
Argon-Plasma Koagulation (APC)	Einleitung von Argon-Gas, welches durch einen kurzen elektrischen Impuls entzündet wird
Mechanische Blutstillungsverfahren	
Konventionelle Clips (Through-the scope Clips, Hämoclips)	Clips, welche über den Arbeitskanal des Endoskops (through the scope) vorgeschoben werden
Over the Scope Clips (OTSC)	Spezielle Clips, welche von außen auf dem Endoskop angebracht werden
Gummibandligaturen	Anwendung mittels spezieller Ligatursysteme. Überwiegend zur Versorgung von Varizen bzw. varikösen Blutungen
Weitere Blutstillungsverfahren	
Auftragen absorbierender Substanzen (u. a. Hemospray®, EndoClot™, Ankaferd, etc.)	Verfahren basieren auf dem Auftragen von Pulvern, welche Wasser absorbieren und damit eine mechanische Barriere gegen weitere Blutungen bilden
Auftragen von Peptid-Hydrogel bildenden Substanzen (u. a. PuraStat®)	Verfahren basiert auf dem Auftragen eines durchsichtigen Gels, welches in Kontakt mit der Schleimhaut ein Peptid-Hydrogel bildet und damit zur Blutstillung führt.

In den letzten Jahren haben die sog. Over-the-Scopes Clips eine zunehmende Verbreitung gefunden. Der Name leitet sich davon ab, dass diese Clips von außen auf das Endoskop (englisch: over the scope) aufgesteckt werden und nicht durch den Arbeitskanal des Endoskops (englisch: through the scope) geschoben werden. OTS-Clips können nur mit einem speziellen Hitzeverfahren wieder entfernt werden, sodass für die Entfernung dieser Clips ein eigener Kode geschaffen wurde.

5-429.w Andere Operationen am Ösophagus: Endoskopische Entfernung von Clips durch elektrische Desintegration

5-449.u3 Andere Operationen am Magen: Endoskopische Entfernung von Clips durch elektrische Desintegration: Endoskopisch

5-469.u3 Andere Operationen am Darm: Endoskopische Entfernung von Clips durch elektrische Desintegration: Endoskopisch
{Hinw.: Dieser Kode findet sowohl im Dünn- als auch im Dickdarm Anwendung}

5-489.m Andere Operationen am Rektum: Endoskopische Entfernung von Clips durch elektrische Desintegration

5.1.2 Exzision

Unter Exzision versteht man die Entfernung von Gewebe, dies kann durch Exzision ohne weitere Spezifizierung, durch Polypektomie, Mukosektomie, submuköse Dissektion oder Vollwandresektion erfolgen.

5.1.3 Polypektomie

Die Abtragung erfolgt ohne vorherige Injektion z. B. bei Polypen mit einem ausreichend großen Stiel oder als Kaltschlingenabtragung (ohne elektrischen Strom) bei kleinen Polypen bis maximal 10 mm. Eine Entfernung eines kleinen Polypen (Polypenknospe) kann alternativ zur Schlinge mit mehreren Zangenbiopsien komplett entfernt werden, was dann mit dem OPS für die Stufenbiopsie kodiert wird (Bsp. Abtragung einer Polypenknospe mit der Zange im Kolon: 1-444.6 *Endoskopische Biopsie am unteren Verdauungstrakt: Stufenbiopsie*).

Bei einer Entfernung der Polypen mit einem Endo-Loop ist der Kode für Endo-Loop ausreichend; der Kode für die Polypektomie ist hierin enthalten.

5.1.4 Mukosektomie/Endoskopische Mukosaresektion (EMR)

Zur Eliminierung flächiger Neubildungen wird Flüssigkeit in die Submukosa injiziert. Dadurch wird die Neoplasie von den tieferen Wandschichten distanziert und kann anschließend mit verschiedenen Verfahren (Schlinge, Hochfrequenzstrom o. ä.) entfernt werden. Die Perforationsgefahr des Darms wird durch das „Anheben" vermindert.

5.1.5 Endoskopische Submukosadissektion (ESD)

Die ESD erlaubt eine en-bloc-Resektion auch großflächiger Neoplasien. Dazu wird nach Aufspritzen der Submukosa (wie bei der EMR) das zu entfernende Areal mit speziellen Messern und Instrumenten von der Muscularis propria schrittweise abpräpariert. Der zeitliche und technische Aufwand ist deutlich höher als bei der EMR.

5.1.6 Vollwandresektion (EFTR)

Die endoskopische Vollwandresektion (EFTR Endoscopic Full Thickness Resection) erlaubt, submuköse oder mukosale Läsionen, die sich von tieferen Wandschichten nicht distanzieren lassen, zu entfernen. Hierbei wird ein bis zu ca. 2 cm durchmessendes Areal der Magen- oder Darmwand entfernt, nachdem diese Stelle mit einem großen Clip sicher verschlossen wurde. Damit sind auch sog. ‚transmurale' Gewebestücke zu entnehmen, d. h. Gewebe, die aus Schleimhaut (Mukosa), Submukosa und Muskelschicht (Lamina muscularis) bestehen, ohne dass eine Perforation auftritt.

5.1.7 Destruktion

Bei der Destruktion wird das Gewebe durch verschiedene endoskopische Techniken zerstört. Dazu gehören Elektrokoagulation, Laserkoagulation, Thermokoagulation, Kryokoagulation, Radiofrequenzablation (RFA), Mikrowellenablation, irreversible Elektroporation und Elektrochemotherapie. Die Argon Plasma Koagulation (APC) ist eine Thermokoagulation und ist auch mit diesen Kodes zu verschlüsseln.

5.1.8 Dilatation, Bougierung

Unter einer Dilatation versteht man im Allgemeinen die Aufdehnung einer Engstelle durch einen Ballon, der mit Luft oder Wasser gefüllt wird und somit einen radiären Druck auf das Gewebe bzw. die Engstelle ausübt.

Bei einer Bougierung wird mit einem konisch geformten Instrument („Bougie") vorgegangen und das Gewebe mit zunehmendem Durchmesser schrittweise aufgeweitet, wobei sowohl ein longitudinaler Zug als auch ein radiärer Druck entsteht.

5.1.9 Stent, Stent-Prothese, Prothese, Drainage

Im OPS-Verzeichnis existiert eine Vielzahl von Kodes im gastroenterologischen Bereich, die im Titel eine oder mehrere der Begrifflichkeiten Stent, Stent-Prothese oder Prothese beinhalten. Diese Begriffe werden im klinischen Alltag allerdings uneinheitlich verwendet, auch wenn identische Prozeduren gemeint sind. Ebenfalls führen die oft unterschiedlichen Bezeichnungen der Firmen zu Missverständnissen. Ein Pigtail-Katheter wird von einer Firma als Stent, von einer anderen als Drainage bezeichnet.

Im OPS-Verzeichnis 2025 wurden die Begriffe nun erstmals in Form dreier Hinweise in der Einleitung zur OPS-Gruppe *Operationen am Verdauungstrakt* (5-42...5-54)" klargestellt.

Zur Differenzierung wurden durch das BfArM zum einen der Aufbau des Stents (solides Material versus Geflecht) sowie die physikalische Eigenschaft der Seitenwand des Stents (durchlässig versus undurchlässig) als Grundlage genutzt. Die folgende Abbildung soll die Definitionen veranschaulichen.

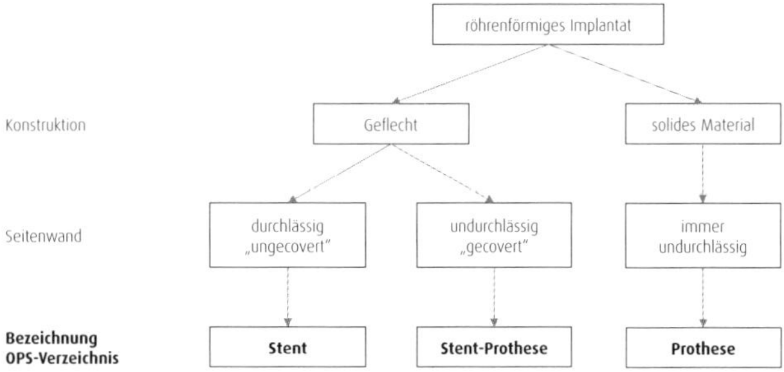

Material	meist Metallgeflecht	meist Metallgeflecht mit Silikonhülle	Kunststoffröhrchen
Merkmale	ohne Ummantelung selbstexpandierend	ummantelter Stent selbstexpandierend	nicht selbstexpandierend
umgangssprachliche Bezeichnung	unbeschichteter/ ungecoverter (Metall-) Stent (SEMS)	beschichteter/ gecoverter (Metall-) Stent (SEMS)	Plastikstent, Endoprothese Beispiele: Flap, Pigtail

Quelle: © DGVS

Alle röhrenförmigen Implantate im Verdauungstrakt – Stents, Stent-Prothesen oder Prothesen genannt – überbrücken Engstellen oder schaffen eine künstliche Verbindung zwischen zwei Organen oder Strukturen, sodass Flüssigkeit oder Sekret via naturalis abfließen kann. Umgangssprachlich bzw. in Endoskopiebefunden werden diese Implantate meist als „Stent" bezeichnet.

Es gibt selbstexpandierende (= sich erst nach Einlage entfaltende) und nicht selbstexpandierende Stents.

Selbstexpandierende Stents sind meistens Metall-Geflechte, im klinischen Sprachgebrauch auch als selbstexpandierende Metall-Stents (SEMS) bezeichnet. Diese gibt es ungecovert, d. h. mit nicht ummantelter, durchlässiger Seitenwand (OPS-Bezeichnung: Stent) und gecovert, d. h. mit ummantelter, undurchlässiger Seitenwand (OPS-Bezeichnung: Stent-Prothese). Selbstexpandierende Stents lösen in der Regel Zusatzentgelte aus.

Nicht selbstexpandierende Stents sind aus Kunststoff und werden gemäß der neuen Klarstellung des BfArM im OPS-Verzeichnis als Prothese bezeichnet. Diese umgangssprachlich als „Plastikstent" bezeichneten Prothesen haben eine gas- und flüssigkeitsundurchlässige Wand. Die Flüssigkeiten bzw. Sekrete können hier sowohl über das zentrale Lumen als auch über die außenliegenden Lumenflächen geführt werden (z.B. über Spiralkanäle).

Weiterhin gibt es **Drainagen**, welche von den Stents, Stent-Prothesen und Prothesen abgegrenzt werden müssen. Drainagen sind meist Schlauchsysteme, mit welchen Körperflüssigkeiten nach außen abgeleitet werden können, wie z.B. eine Aszitesdauerdrainage.

Beispiele und weiterführende Informationen zu Stents und Drainagen sind in den Kapiteln zu den Prozeduren der jeweiligen Organsysteme zu finden.

5.1.10 Einmal-Endoskope

Werden therapeutische Prozeduren im Gastrointestinaltrakt mit einem Einmal-Endoskop (Single Use Endoskop) durchgeführt, können folgende Zusatzkodes kodiert werden:

5-54a.2- Verwendung eines Einmal-Endoskops:
5-54a.20 Einmal-Duodenoskop
5-54a.21 Einmal-Gastroskop

Diese Kodes sind Zusatzkodes, die zusätzlich zu den OPS der durchgeführten endoskopischen Therapie anzugeben sind. Für rein diagnostische Eingriffe unter Verwendung von Einmalendoskopen stehen andere Kodes zur Verfügung, welche in Kap. 4.1.6 *Einmal-Endoskope* zu finden sind. Hier werden Nutzung und Hintergrund von Einmal-Endoskopen auch detailliert erklärt.

5.2 Ösophagus

5.2.1 Blutstillung Ösophagus

5-429.-	Andere Operationen am Ösophagus
5-429.1	(Endoskopische) Sklerosierung von Ösophagusvarizen
5-429.a	(Endoskopische) Ligatur (Banding) von Ösophagusvarizen
5-429.d	Endoskopisches Clippen
5-429.u0	Endoskopische(r) Geweberaffung oder Gewebeverschluss durch einen auf ein Endoskop aufgesteckten ringförmigen Clip
5-429.e	Endoskopische Injektion
5-429.v0	Endoskopische Blutstillung durch Auftragen von Substanzen: Absorbierend
5-429.v1	Endoskopische Blutstillung durch Auftragen von Substanzen: Peptid-Hydrogel bildend

5.2.2 Exzision – Polypektomie Ösophagus

5-422.2-	Lokale Exzision und Destruktion von erkranktem Gewebe des Ösophagus: Exzision, endoskopisch
5-422.21	Polypektomie von 1-2 Polypen mit Schlinge
5-422.22	Polypektomie von mehr als 2 Polypen mit Schlinge

Für Polypen größer als 2 cm stehen Zusatzkodes zur Verfügung:

5-422.6-	Lokale Exzision und Destruktion von erkranktem Gewebe des Ösophagus: Anzahl der Polypen mit mindestens 2 cm Durchmesser
5-422.60	1 Polyp
5-422.61	2 oder mehr Polypen

Für die Technik der Schlingenabtragung mit Endo-Loop steht folgender Kode zur Verfügung:

5-429.c	Andere Operationen am Ösophagus: Endo-Loop

Hinw.: Laut OPS ist das Abtragen mit Schlinge im Kode enthalten. Gleichwohl kann die Anzahl der Polypen > 2 cm mit den oben genannten Kodes verschlüsselt werden.

5.2.3 Exzision – Mukosektomie, EMR Ösophagus, ESD

5-422.2	Lokale Exzision und Destruktion von erkranktem Gewebe des Ösophagus: Exzision, endoskopisch
5-422.20	Exzision ohne weitere Maßnahmen
5-422.23	Endoskopische Mukosaresektion
5-422.24	Endoskopische submukosale Dissektion [ESD]

5.2.4 Destruktion von Gewebe im Ösophagus

5-422.5-	Lokale Exzision und Destruktion von erkranktem Gewebe des Ösophagus: Destruktion, endoskopisch
5-422.50	Elektrokoagulation
5-422.51	Laserkoagulation
5-422.52	Thermokoagulation
5-422.53	Kryokoagulation
5-422.54	Photodynamische Therapie
5-422.55	Radiofrequenzablation
5-422.56	Mikrowellenablation
5-422.57	Irreversible Elektroporation
5-422.58	Elektrochemotherapie

5.2.5 Dilatation und Bougierung Ösophagus

5-429.7	Andere Operationen am Ösophagus: Ballondilatation
5-429.8	Andere Operationen am Ösophagus: Bougierung

5.2.6 Stenteinlage Ösophagus

5-429.j-	Andere Operationen am Ösophagus: Maßnahmen bei selbstexpandierender Prothese
5-429.j1	Einlegen oder Wechsel, endoskopisch, eine Prothese ohne Antirefluxventil
5-429.j4	Einlegen oder Wechsel, endoskopisch, zwei Prothesen ohne Antirefluxventil
5-429.ja	Einlegen oder Wechsel, endoskopisch, mehr als zwei Prothesen ohne Antirefluxventil
5-429.jc	Einlegen oder Wechsel, endoskopisch, eine Prothese mit Antirefluxventil
5-429.je	Einlegen oder Wechsel, endoskopisch, zwei Prothesen, eine davon mit Antirefluxventil
5-429.jg	Einlegen oder Wechsel, endoskopisch, mehr als zwei Prothesen, eine davon mit Antirefluxventil
5-429.j2	Entfernung
5-429.jh	Wiedereröffnung, endoskopisch
5-429.k-	Andere Operationen am Ösophagus: Maßnahmen bei nicht selbstexpandierender Prothese
5-429.k1	Einlegen oder Wechsel, endoskopisch
5-429.k2	Entfernung
5-429.k3	Wiedereröffnung, endoskopisch

Für eine Fixierung eines Stents mit einem auf das Endoskop aufgesetzten Clip ist ein weiterer Kode vorhanden:

5-42a.2	Weitere Operationen am Ösophagus: Endoskopische Stentfixierung durch einen auf ein Endoskop aufgesteckten ringförmigen Clip

5.2.7 Antirefluxverfahren Ösophagus

Die Refluxkrankheit (gastroösophageale Refluxkrankheit) ist ein krankhaft gesteigerter Rückfluss des sauren Mageninhaltes in die Speiseröhre. Ziel der Antirefluxverfahren ist es, eine Antirefluxbarriere zwischen Magen und Speiseröhre aufzubauen. Für endoskopische Antirefluxverfahren stehen folgende Kodes zur Verfügung:

5-429.m-	Andere Operationen am Ösophagus: Endoskopische Antirefluxverfahren
5-429.m0	Naht- und/oder Klammertechniken
5-429.m1	Injektionstechniken
5-429.m2	Implantationstechniken
5-429.m3	Radiofrequenzablation
5-448.54	Andere Rekonstruktion am Magen: Hemifundoplikatio: Endoskopisch

5.2.8 Endoluminale Bestrahlung Ösophagus

Eine endoluminale Bestrahlung des Ösophagus (Afterloading) wird kodiert als:

5-429.h	*Andere Operationen am Ösophagus: Endoskopisches Einbringen eines strahlenden Applikators*

5.2.9 Ante-retrograde endoskopische Rekonstruktion Ösophagus

Ein vollständiger Verschluss (z.B. nach Bestrahlung oder Verätzung) der Speiseröhre kann mit einem sehr hohen Leidensdruck der Patient*innen einhergehen. In einigen Fällen kann eine besonders innovative Therapieoption auch bei komplettem, benignem Ösophagusverschluss erfolgreich eingesetzt werden, wenn bei Patient*innen zugleich ein perkutaner Zugang zum Magen mittels PEG-Sonde vorliegt. In diesem Fall kann eine Stenose durch simultanen Einsatz zweier Endoskope behandelt werden. Eines wird oral eingeführt, das andere durch den PEG-Sonden Zugangstrakt (nach Entfernung der PEG-Sonde) in den Magen eingebracht und von dort in den Ösophagus bis zur Verschlussstelle geführt. Die Passage wird wiederhergestellt, indem durch das Narben-Gewebe mit einem elektrischen Messer hin zu dem von der Gegenrichtung eingeführten Endoskop, das in einer Diaphanoskopie die Richtung vorgibt, präpariert wird. Dieser Eingriff erfolgt in der Regel in Vollnarkose.

Wird eine vollummantelte Stent-Prothese eingesetzt, ist diese gesondert zu kodieren.

K22.2	Ösophagusverschluss
5-42a.1	Weitere Operationen am Ösophagus: Endoskopische Rekonstruktion der Ösophaguspassage im kombinierten antegrad-retrograden Verfahren {Hinw.: Die Verwendung einer selbstexpandierenden Prothese ist gesondert zu kodieren (5-429.j ff)}
5-429.j1	Einlegen oder Wechsel, endoskopisch, eine Prothese ohne Antirefluxventil

5.2.10 Perorale endoskopische Myotomie (POEM)

Die POEM hat sich als gute Behandlungsmöglichkeit für Patient*innen mit einer Achalasie etabliert. Hierbei wird zwischen Schleimhautschicht und Muskelschicht der Speiseröhre ein Tunnel im Bereich der Submukosa geschaffen. Der Tunnel wird durch einen Einschnitt in die Schleimhaut und Flüssigkeitsinjektion in die Submukosaschicht geschaffen, wobei letztere vorsichtig aufpräpariert (disseziert) wird. Anschließend wird die Muskulatur schrittweise gespalten („Myotomie"), damit sie sich zukünftig nicht mehr verkrampfen kann. Zum Ende des Eingriffs wird der Verschluss der Schleimhautöffnung mit endoskopisch platzierten Clips vorgenommen.

Die endoskopische Durchtrennung der Muskelfasern im Ösophagus bei einer Achalasie kann wie folgt kodiert werden.

K22.0	Achalasie der Kardia {Kardiaspasmus}
5-420.06	Inzision des Ösophagus: Ösophagomyotomie: Endoskopisch
5-420.26	Inzision des Ösophagus: Ösophago-Gastromyotomie [Kardiomyotomie]: Endoskopisch

In der Regel werden bei einer Achalasie sowohl Muskelfasern des Ösophagus als auch des Magens durchtrennt und die 5-420.26 *Inzision des Ösophagus: Ösophago-Gastromyotomie* [Kardiomyotomie] ist anzuwenden.

Alternative endoskopische Therapien der Achalasie sind die pneumatische Ballondilatation (5-429.5 *Sprengung der Kardia (transluminal)*) und die Injektion mit Botulinumtoxin in den verkrampften Schließmuskel (5-429.e *Endoskopische Injektion*). Für die Botox-Injektion muss außerdem der entsprechende Medikamentenkode 6-003.8 *Applikation von Medikamenten, Liste 3: Botulinumtoxin* angegeben werden.

5.2.11 Zenkerdivertikel

Die endoskopische Behandlung eines Zenkerdivertikels kann sowohl als Schwellendurchtrennung, aber auch als Myotomie erfolgen.

Eine Therapieoption besteht in der endoskopischen Schwellendurchtrennung (endoskopische Mukomyotomie), die mit einem endoskopischen elektrochirurgischen Messer (z. B. Nadelmesser, ESD-Messer) durchgeführt werden kann.

K22.5	Divertikel des Ösophagus, erworben
5-299.2	Andere Operationen am Pharynx: Schwellendurchtrennung eines Zenker-Divertikels, endoskopisch

Relativ neu ist die Behandlungsoption des Zenkerdivertikels, einen kurzen Tunnel anzulegen bzw. eine kurzstreckige Präparation im submukösen Raum vorzunehmen in Analogie zur POEM. Erst nach Anlage dieses Tunnels werden die derart freigelegten Muskelfasern gezielt durchtrennt.

K22.5	Divertikel des Ösophagus, erworben
5-420.16	Inzision des Ösophagus: Ösophagomyotomie, pharyngozervikal: Endoskopisch

5.3 Magen

5.3.1 Blutstillung Magen

5-449.- Andere Operationen am Magen
5-449.03 Sklerosierung von Fundusvarizen: Endoskopisch
5-449.83 Ligatur (Banding) von Fundusvarizen: Endoskopisch
5-449.d3 Clippen: Endoskopisch
5-449.s3 Geweberaffung oder Gewebeverschluss durch einen auf ein Endoskop aufgesteckten ringförmigen Clip: Endoskopisch
5-449.e3 Injektion: Endoskopisch
5-449.t3 Blutstillung durch Auftragen absorbierender Substanzen: Endoskopisch
5-449.v3 Blutstillung durch Auftragen von Peptid-Hydrogel bildenden Substanzen: Endoskopisch

5.3.2 Exzision – Polypektomie Magen

5-433.2 Lokale Exzision und Destruktion von erkranktem Gewebe des Magens: Exzision, endoskopisch
5-433.21 Polypektomie von 1-2 Polypen mit Schlinge
5-433.22 Polypektomie von mehr als 2 Polypen mit Schlinge

Für Polypen größer als 2 cm stehen Zusatzkodes zur Verfügung:

5-433.6- Lokale Exzision und Destruktion von erkranktem Gewebe des Magens: Anzahl der Polypen mit mindestens 2 cm Durchmesser
5-433.60 1 Polyp
5-433.61 2 oder mehr Polypen
5-449.c3 Andere Operationen am Magen: Endo-Loop: Endoskopisch

Hinw.: Laut OPS-Verzeichnis ist das Abtragen mit der Schlinge im Kode 5-449.c3 Andere Operationen am Magen: Endo-Loop: Endoskopisch enthalten. Gleichwohl kann die Anzahl der Polypen > 2 cm mit den oben genannten Kodes verschlüsselt werden.

5.3.3 Exzision – Mukosektomie Magen, ESD, Vollwandresektion

5-433.2-	Lokale Exzision und Destruktion von erkranktem Gewebe des Magens: Exzision, endoskopisch
5-433.20	Exzision ohne weitere Maßnahmen
5-433.23	Endoskopische Mukosaresektion
5-433.24	Endoskopische submukosale Dissektion [ESD]
5-433.25	Endoskopische Vollwandexzision [EFTR]

5.3.4 Destruktion von Gewebe des Magens

5-433.5-	Lokale Exzision und Destruktion von erkranktem Gewebe des Magens: Destruktion, endoskopisch
5-433.50	Elektrokoagulation
5-433.51	Laserkoagulation
5-433.52	Thermokoagulation
5-433.53	Kryokoagulation
5-433.54	Photodynamische Therapie
5-433.55	Radiofrequenzablation
5-433.56	Mikrowellenablation
5-433.57	Irreversible Elektroporation
5-433.58	Elektrochemotherapie

5.3.5 Dilatation und Bougierung Magen

5-449.73	Andere Operationen am Magen: Dilatation: Endoskopisch
5-449.b3	Andere Operationen am Magen: Bougierung: Endoskopisch

5.3.6 Stenteinlage Magen

5-449.-	Andere Operationen am Magen
5-449.h3	Einlegen oder Wechsel einer selbstexpandierenden Prothese: Endoskopisch
5-449.j3	Entfernung einer selbstexpandierenden Prothese: Endoskopisch
5-449.k3	Einlegen oder Wechsel einer nicht selbstexpandierenden Prothese: Endoskopisch
5-449.m3	Entfernung einer nicht selbstexpandierenden Prothese: Endoskopisch
5-44a.3	Weitere Operationen am Magen: endoskopische Wiedereröffnung einer Prothese

Für eine Fixierung eines Stents ist ein weiterer Kode vorhanden:

5-44a.0	Weitere Operationen am Magen: Endoskopische Stentfixierung durch einen auf ein Endoskop aufgesteckten ringförmigen Clip

5.3.7 Magenballon

Die endoskopische Einlage und Entfernung eines Magenballons können über folgende Kodes abgebildet werden:

8-127.0	Endoskopisches Einlegen und Entfernung eines Magenballons: Einlegen
8-127.1	Endoskopisches Einlegen und Entfernung eines Magenballons: Entfernung

Eine gleichzeitig durchgeführte diagnostische Ösophagogastroduodenoskopie ist im Kode enthalten.

5.3.8 Gastrale perorale endoskopische Pyloromytomie (G-POEM)

Beim Pylorospasmus können endoskopisch – analog zur Achalasie – die Muskelfasern des Magenpförtners (Pylorus) durchtrennt werden. Nähere Erläuterung zur Technik siehe Kap. 5.2.10 *Perorale endoskopische Myotomie (POEM)*.

5-432.03 *Operationen am Pylorus: Pyloromyotomie: Endoskopisch*

5.3.9 Endoskopische Magenverkleinerung einschließlich Anastomose

Für die endoskopische Magenverkleinerung steht folgender Kode zur Verfügung:

5-448.f3 *Andere Rekonstruktion am Magen: Magenplikatur: Endoskopisch*

Für die endoskopische Verkleinerung einer Anastomose (z.B. nach einer bariatrischen Operation) steht folgender Kode zur Verfügung:

5-447.e3 *Verkleinerung einer Anastomose, endoskopisch. Inkl.: Magen-Darm-Anastomose*

5.4 Dünndarm

Bei den Kodes aus 5-469.- *Andere Operationen am Darm* gibt es einen Zusatzkode für die Durchführung der Untersuchung mit einem Ballon-Endoskop (5-46b.0); dieser Kode muss bei allen Kodes aus der Subkategorie 5-469.- zusätzlich kodiert werden. Ebenfalls gibt es einen Zusatzkode für die motorisierte Spiralenteroskopie. Da die Spiralenteroskope vom Markt genommen wurden, wird dieser Zusatzkode derzeit nicht mehr benötigt.

Für einige Prozeduren aus dem Bereich Exzision/Destruktion am Dünndarm (5-451.-), siehe Auflistung, stehen jeweils eigene Kodes für die Prozeduren mit verschiedenen Endoskop-Techniken zur Verfügung. Die Verwendung des Zusatzkodes entfällt somit:

5-451.-	Lokale Exzision und Destruktion von erkranktem Gewebe des Dünndarmes
5-451.8-	Exzision, endoskopisch, Push-and-pull-back-Technik
5-451.a-	Destruktion, endoskopisch, Push-and-pull-back-Technik
5-451.c-	Exzision, endoskopisch, motorisierte Spiral-Endoskopie
5-451.d-	Destruktion, endoskopisch, motorisierte Spiral-Endoskopie

5.4.1 Blutstillung Dünndarm

5-469.-	Andere Operationen am Darm
5-469.d3	Clippen: Endoskopisch
5-469.s3	Geweberaffung oder Gewebeverschluss durch einen auf ein Endoskop aufgesteckten ringförmigen Clip: Endoskopisch
5-469.e3	Injektion: Endoskopisch
5-469.t3	Blutstillung durch Auftragen absorbierender Substanzen: Endoskopisch
5-469.w3	Blutstillung durch Auftragen von Peptid-Hydrogel bildenden Substanzen: Endoskopisch

5.4.2 Exzision – Polypektomie Dünndarm

5-451.7-	Lokale Exzision und Destruktion von erkranktem Gewebe des Dünndarmes: Exzision, endoskopisch, einfach (Push-Technik)
5-451.71	Polypektomie von 1-2 Polypen mit Schlinge
5-451.72	Polypektomie von mehr als 2 Polypen mit Schlinge
5-451.8-	Lokale Exzision und Destruktion von erkranktem Gewebe des Dünndarmes: Exzision, endoskopisch, Push-and-pull-back-Technik

5-451.81 Polypektomie von 1-2 Polypen mit Schlinge
5-451.82 Polypektomie von mehr als 2 Polypen mit Schlinge
5-451.c- Lokale Exzision und Destruktion von erkranktem Gewebe des Dünndarmes: Exzision, endoskopisch, motorisierte Spiral-Endoskopie
5-451.c1 Polypektomie von 1-2 Polypen mit Schlinge
5-451.c2 Polypektomie von mehr als 2 Polypen mit Schlinge

Für Polypen größer als 2 cm stehen Zusatzkodes zur Verfügung:

5-451.b- Lokale Exzision und Destruktion von erkranktem Gewebe des Dünndarmes: Anzahl der Polypen mit mindestens 2 cm Durchmesser
5-451.b0 1 Polyp
5-451.b1 2 oder mehr Polypen

Für die Technik der Schlingenabtragung mit Endo-Loop steht folgender Kode zur Verfügung:

5-469.c3 Andere Operationen am Darm: Endo-Loop: Endoskopisch

Hinw.: Laut OPS ist das Abtragen mit Schlinge im Kode enthalten. Gleichwohl kann die Anzahl der Polypen > 2 cm mit den oben genannten Kodes verschlüsselt werden.

5.4.3 Exzision – Mukosektomie Dünndarm, ESD, Vollwandresektion

5-451.7- Lokale Exzision und Destruktion von erkranktem Gewebe des Dünndarmes: Exzision, endoskopisch, einfach (Push-Technik)
5-451.70 Exzision ohne weitere Maßnahmen
5-451.73 Endoskopische Mukosaresektion
5-451.74 Endoskopische submukosale Dissektion [ESD]
5-451.75 Endoskopische Vollwandexzision [EFTR]

5-451.8-	Lokale Exzision und Destruktion von erkranktem Gewebe des Dünndarmes: Exzision, endoskopisch, Push-and-pull-back-Technik
5-451.80	Exzision ohne weitere Maßnahmen
5-451.83	Endoskopische Mukosaresektion
5-451.c-	Lokale Exzision und Destruktion von erkranktem Gewebe des Dünndarmes: Exzision, endoskopisch, motorisierte Spiral-Endoskopie
5-451.c0	Exzision ohne weitere Maßnahmen
5-451.c3	Endoskopische Mukosaresektion
5-451.c4	Endoskopische Vollwandexzision [EFTR]

5.4.4 Destruktion von Gewebe des Dünndarms

5-451.9-	Lokale Exzision und Destruktion von erkranktem Gewebe des Dünndarmes: Destruktion, endoskopisch, einfach (Push-Technik)
5-451.90	Elektrokoagulation
5-451.91	Laserkoagulation
5-451.92	Thermokoagulation
5-451.93	Kryokoagulation
5-451.94	Photodynamische Therapie
5-451.a-	Lokale Exzision und Destruktion von erkranktem Gewebe des Dünndarmes: Destruktion, endoskopisch, Push-and-pull-back-Technik
5-451.a0	Elektrokoagulation
5-451.a1	Laserkoagulation
5-451.a2	Thermokoagulation
5-451.a3	Kryokoagulation
5-451.a4	Photodynamische Therapie
5-451.d-	Lokale Exzision und Destruktion von erkranktem Gewebe des Dünndarmes: Destruktion, endoskopisch, motorisierte Spiral-Endoskopie
5-451.d0	Elektrokoagulation
5-451.d1	Laserkoagulation

5-451.d2 Thermokoagulation
5-451.d3 Kryokoagulation
5-451.d4 Photodynamische Therapie
5-451.dx Sonstige

5.4.5 Bougierung und Dilatation Dünndarm

Für die Bougierung am Darm existiert nur ein allgemeiner Kode; im Gegensatz dazu gibt es bei der Dilatation eine Trennung in Dick- und Dünndarm:

5-469.- Andere Operationen am Darm:
5-469.b3 Bougierung: Endoskopisch
5-469.h3 Dilatation des Dünndarmes: Endoskopisch

5.4.6 Stenteinlage Dünndarm

Auch bei den Stents wird bei den OPS-Kodes keine Trennung in Dick- und Dünndarm vorgenommen:

5-469.k3 Andere Operationen am Darm: Einlegen oder Wechsel einer selbstexpandierenden Prothese: Endoskopisch
5-469.m3 Andere Operationen am Darm: Entfernung einer selbstexpandierenden Prothese: Endoskopisch
5-469.n3 Andere Operationen am Darm: Einlegen oder Wechsel einer nicht selbstexpandierenden Prothese: Endoskopisch
5-469.p3 Andere Operationen am Darm: Entfernung einer nicht selbstexpandierenden Prothese: Endoskopisch
5-46a.2 Weitere Operationen am Darm: endoskopische Wiedereröffnung einer Prothese

Für eine Fixierung eines Stents ist ein weiterer Kode vorhanden:

5-46a.0 Weitere Operationen am Darm: Endoskopische Stentfixierung durch einen auf ein Endoskop aufgesteckten ringförmigen Clip

5.4.7 Endoskopisch-biliodigestive Diversion

Der OPS-Kode für die endoskopisch-biliodigestive Diversion lautet 5-469.q3 *Andere Operationen am Darm: Einlegen oder Wechsel eines Kunststoffconduits zur biliodigestiven Diversion: Endoskopisch.*

Das Verfahren wird derzeit vornehmlich zur Stoffwechselverbesserung bei Patient*innen mit Diabetes mellitus Typ 2 und Adipositas eingesetzt, bei denen das individuelle Therapieziel laut Nationaler Versorgungsleitlinie „Diabetes mellitus" nicht erreicht werden kann.

Die Entfernung wird folgendermaßen kodiert mit 5-469.r3 *Andere Operationen am Darm: Entfernung eines Kunststoffconduits zur biliodigestiven Diversion: Endoskopisch.*

5.4.8 Endoskopische Thermoablation der Duodenalschleimhaut zur Reduktion der Insulin-Resistenz

Die Teilzerstörung der Schleimhaut führt zu einer Rejuvenation, also zu einer Erneuerung der Schleimhautzellen. Dies bewirkt eine Veränderung der Hormonsekretion im Duodenum und gleichzeitiger Normalisierung der Glukose-Homöostase. Der Eingriff erfolgt in Vollnarkose. Folgender Kode steht zur Verfügung:

5-451.e *Lokale Exzision und Destruktion von erkranktem Gewebe des Dünndarmes: Endoskopische Thermoablation der Duodenalschleimhaut zur Reduktion der Insulin-Resistenz*

5.5 Dickdarm

5.5.1 Blutstillung Dickdarm

5-469.- Andere Operationen am Darm
5-469.d3 Clippen: Endoskopisch

5-469.s3 Geweberaffung oder Gewebeverschluss durch einen auf ein Endoskop aufgesteckten ringförmigen Clip: Endoskopisch
5-469.e3 Injektion: Endoskopisch
5-469.t3 Blutstillung durch Auftragen absorbierender Substanzen: Endoskopisch
5-469.w3 Blutstillung durch Auftragen von Peptid-Hydrogel bildenden Substanzen: Endoskopisch

5.5.2 Exzision – Polypektomie Dickdarm

5-452.6- Lokale Exzision und Destruktion von erkranktem Gewebe des Dickdarmes: Exzision, endoskopisch, einfach (Push-Technik)
5-452.61 Polypektomie von 1-2 Polypen mit Schlinge
5-452.62 Polypektomie von mehr als 2 Polypen mit Schlinge
5-452.7- Lokale Exzision und Destruktion von erkranktem Gewebe des Dickdarmes: Exzision, endoskopisch, Push-and-pull-back-Technik
5-452.71 Polypektomie von 1-2 Polypen mit Schlinge
5-452.72 Polypektomie von mehr als 2 Polypen mit Schlinge
5-452.b- Lokale Exzision und Destruktion von erkranktem Gewebe des Dickdarmes: Exzision, endoskopisch, motorisierte Spiral-Endoskopie
5-452.b1 Polypektomie von 1-2 Polypen mit Schlinge
5-452.b2 Polypektomie von mehr als 2 Polypen mit Schlinge

Für Polypen größer als 2 cm stehen Zusatzkodes zur Verfügung:

5-452.a- Lokale Exzision und Destruktion von erkranktem Gewebe des Dickdarmes: Anzahl der Polypen mit mindestens 2 cm Durchmesser

Eine Polypektomie mit der Zange im Kolon wird mit dem Kode 1-444.6 *Endoskopische Biopsie am unteren Verdauungstrakt: Stufenbiopsie* kodiert.

5.5.3 Exzision – Mukosektomie Dickdarm, ESD, Vollwandresektion

5-452.6-	Lokale Exzision und Destruktion von erkranktem Gewebe des Dickdarmes: Exzision, endoskopisch, einfach (Push-Technik)
5-452.60	Exzision ohne weitere Maßnahmen
5-452.63	Endoskopische Mukosaresektion
5-452.64	Endoskopische submukosale Dissektion [ESD]
5-452.65	Endoskopische Vollwandexzision [EFTR]
5-452.7-	Lokale Exzision und Destruktion von erkranktem Gewebe des Dickdarmes: Exzision, endoskopisch, Push-and-pull-back-Technik
5-452.70	Exzision ohne weitere Maßnahmen
5-452.73	Endoskopische Mukosaresektion
5-452.74	Endoskopische submukosale Dissektion [ESD]
5-452.b-	Lokale Exzision und Destruktion von erkranktem Gewebe des Dickdarmes: Exzision, endoskopisch, motorisierte Spiral-Endoskopie
5-452.b0	Exzision ohne weitere Maßnahmen
5-452.b3	Endoskopische Mukosaresektion
5-452.b4	Endoskopische submukosale Dissektion [ESD]
5-452.b5	Endoskopische Vollwandexzision [EFTR]

5.5.4 Destruktion von Gewebe des Dickdarms

5-452.8-	Lokale Exzision und Destruktion von erkranktem Gewebe des Dickdarmes: Destruktion, endoskopisch, einfach (Push-Technik)
5-452.80	Elektrokoagulation
5-452.81	Laserkoagulation
5-452.82	Thermokoagulation
5-452.83	Kryokoagulation
5-452.84	Photodynamische Therapie

5-451.a- Lokale Exzision und Destruktion von erkranktem Gewebe des Dünndarmes: Destruktion, endoskopisch, Push-and-pull-back-Technik
5-451.a0 Elektrokoagulation
5-451.a1 Laserkoagulation
5-451.a2 Thermokoagulation
5-451.a3 Kryokoagulation
5-451.a4 Photodynamische Therapie

5-452.c- Lokale Exzision und Destruktion von erkranktem Gewebe des Dickdarmes: Destruktion, endoskopisch, motorisierte Spiral-Endoskopie
5-452.c0 Elektrokoagulation
5-452.c1 Laserkoagulation
5-452.c2 Thermokoagulation
5-452.c3 Kryokoagulation
5-452.c4 Photodynamische Therapie

5.5.5 Bougierung und Dilatation Dickdarm

Für die Bougierung am Darm existiert nur ein allgemeiner Kode. Im Gegensatz dazu gibt es bei der Dilatation eine Trennung in Dick- und Dünndarm:

5-469.- Andere Operationen am Darm:
5-469.b3 Bougierung: Endoskopisch
5-469.j3 Dilatation des Dickdarmes: Endoskopisch

5.5.6 Stenteinlage Dickdarm

Auch bei den Stents wird bei den Prozeduren keine Trennung in Dick- und Dünndarm vorgenommen:

5-469.- Andere Operationen am Darm:
5-469.k3 Einlegen oder Wechsel einer selbstexpandierenden Prothese: Endoskopisch

5-469.m3 Entfernung einer selbstexpandierenden Prothese: Endoskopisch
5-469.n3 Einlegen oder Wechsel einer nicht selbstexpandierenden Prothese: Endoskopisch
5-469.p3 Entfernung einer nicht selbstexpandierenden Prothese: Endoskopisch
5-46a.2 Weitere Operationen am Darm: endoskopische Wiedereröffnung einer Prothese

Für eine Fixierung eines Stents mit einem Clip ist ein weiterer Kode vorhanden:

5-46a.0 Weitere Operationen am Darm: Endoskopische Stentfixierung durch einen auf ein Endoskop aufgesteckten ringförmigen Clip

5.6 Rektum

5.6.1 Blutstillung Rektum

5-489.- Andere Operation am Rektum
5-489.0 Ligatur
{nicht Hämorrhoiden}
5-489.1 Sklerosierung, peranal
5-489.d Endoskopisches Clippen
5-489.j0 Endoskopische(r) Geweberaffung oder Gewebeverschluss: Durch einen auf ein Endoskop aufgesteckten ringförmigen Clip
5-489.e Endoskopische Injektion
5-489.k0 Endoskopische Blutstillung durch Auftragen von Substanzen: Absorbierend
5-489.k1 Endoskopische Blutstillung durch Auftragen von Substanzen: Peptid-Hydrogel bildend

5.6.2 Exzision von Gewebe im Rektum

5-482.-	Peranale lokale Exzision und Destruktion von erkranktem Gewebe des Rektums
5-482.01	Schlingenresektion: Inkl.: Mukosaresektion Endoskopisch
5-482.11	Submukosale Exzision: Endoskopisch {Exkl.: ESD}
5-482.81	Vollwandexzision, lokal: Endoskopisch
5-482.91	Vollwandexzision, zirkulär [Manschettenresektion]: Endoskopisch
5-482.g	Endoskopische submukosale Dissektion [ESD]

5.6.3 Destruktion von Gewebe im Rektum

5-482.-	Peranale lokale Exzision und Destruktion von erkranktem Gewebe des Rektums
5-482.31	Elektrokoagulation: Endoskopisch
5-482.41	Laserkoagulation: Endoskopisch
5-482.51	Thermokoagulation: Endoskopisch
5-482.61	Kryokoagulation: Endoskopisch
5-482.71	Photodynamische Therapie: Endoskopisch
5-482.c1	Radiofrequenzablation: Endoskopisch
5-482.d1	Mikrowellenablation: Endoskopisch
5-482.e1	Irreversible Elektroporation: Endoskopisch
5-482.h1	Elektrochemotherapie: Endoskopisch
5-489.0	Andere Operation am Rektum: Ligatur {nicht Hämorrhoiden}

5.6.4 Bougierung und Dilatation Rektum

5-489.2	Andere Operation am Rektum: Dilatation, peranal
5-489.b	Andere Operation am Rektum: Endoskopische Bougierung

5.6.5 Stenteinlage Rektum

5-489.-	Andere Operation am Rektum:
5-489.g0	Einlegen oder Wechsel einer Prothese, endoskopisch: Selbstexpandierend
5-489.h0	Entfernung einer Prothese, endoskopisch: Selbstexpandierend
5-489.g1	Einlegen oder Wechsel einer Prothese, endoskopisch: Nicht selbstexpandierend
5-489.h1	Entfernung einer Prothese, endoskopisch: Nicht selbstexpandierend
5-46a.2	Weitere Operationen am Darm: endoskopische Wiedereröffnung einer Prothese

Für eine Fixierung eines Stents mit einem Clip ist ein weiterer Kode vorhanden:

5-489.p	Andere Operation am Rektum: Endoskopische Stentfixierung durch einen auf ein Endoskop aufgesteckten ringförmigen Clip

5.6.6 Prozeduren nach Pouchanlage

Für die Behandlung von Komplikationen einer Pouchanlage stehen keine spezifischen Kodes zur Verfügung. Lediglich bei der diagnostischen Rektoskopie besteht der Hinweis, dass dieser Kode auch für die Pouchoskopie zu verwenden ist. Wir empfehlen folgende Kodierung:

Eine Patientin mit Colitis ulcerosa wurde proktokolektomiert und erhielt einen Pouch. Nach anfänglicher guter Funktion klagt sie jetzt über eine Verschlechterung und Änderung der Stuhlfrequenz.

Beispiel 1

Es wird eine Endoskopie mit 7 Biopsien durchgeführt; es findet sich endoskopisch und histologisch eine Pouchitis.

HD: K52.8	Sonstige näher bezeichnete nichtinfektiöse Gastroenteritis und Kolitis
ND: K91.88	Sonstige Krankheiten des Verdauungssystems nach medizinischen Maßnahmen, anderenorts nicht klassifiziert
1-654.0	Diagnostische Rektoskopie: Mit flexiblem Instrument
1-444.6	Endoskopische Biopsie am unteren Verdauungstrakt: Stufenbiopsie

Beispiel 2

Bei der Endoskopie wird eine Stenose diagnostiziert und diese mit Hegarstiften bougiert.

HD K56.6	Sonstige und nicht näher bezeichnete intestinale Obstruktion {Striktur, Stenose Kolon oder Intestinum}
ND K91.84	Strikturen nach endoskopischen Eingriffen und Operationen am Verdauungstrakt
1-654.0	Diagnostische Rektoskopie: Mit flexiblem Instrument
5-469.b3	Andere Operationen am Darm: Bougierung: Endoskopisch

5.7 Anus

5.7.1 Blutstillung Anus

5-499.e Andere Operationen am Anus: Endoskopische Injektion

5.7.2 Exzision von Gewebe des Anus

5-492.2 Exzision und Destruktion von erkranktem Gewebe des Analkanals: Exzision, endoskopisch, lokal

5.7.3 Destruktion von Gewebe des Anus

5-492.3 Exzision und Destruktion von erkranktem Gewebe des Analkanals: Destruktion, endoskopisch, lokal

5.7.4 Bougierung und Dilatation Anus

5-499.0 Andere Operationen am Anus: Dilatation

5.7.5 Eingriffe bei Hämorrhoiden

5-493.-	Operative Behandlung von Hämorrhoiden
5-493.00	Ligatur: 1 Hämorrhoide
5-493.01	Ligatur: 2 Hämorrhoiden
5-493.02	Ligatur: 3 oder mehr Hämorrhoiden
5-493.1	Sklerosierung

5.8 Leber

Die Biopsien an der Leber sind im gesonderten Kap. 4.8 *Biopsien/Feinnadelpunktionen* aufgeführt.

5.8.1 Lokaltherapeutische Maßnahmen bei Lebertumoren/-metastasen

Die verschiedenen lokaltherapeutischen Maßnahmen an der Leber (Radiofrequenzablation, laserinduzierte Thermotherapie, Alkoholinstillation) haben eigene OPS-Kodes, die unter 5-501.- *Lokale Exzision und Destruktion von erkranktem Gewebe der Leber (atypische Leberresektion)* differenziert werden.

Bei allen genannten Maßnahmen ist das jeweilige bildgebende Verfahren im Kode enthalten.

5-501.-	Lokale Exzision und Destruktion von erkranktem Gewebe der Leber (atypische Leberresektion)
5-501.43	Destruktion, lokal, durch Alkoholinjektion mit Steuerung durch bildgebende Verfahren: Perkutan
5-501.63	Destruktion, lokal, durch Laser: Perkutan
5-501.73	Destruktion, lokal, durch irreversible Elektroporation: Perkutan
5-501.83	Destruktion, lokal, durch Elektrochemotherapie: Perkutan
5-501.93	Destruktion, lokal, durch Radiofrequenzablation: Perkutan
5-501.a3	Destruktion, lokal, durch Mikrowellenablation: Perkutan
5-501.b3	Destruktion, lokal, durch Kryoablation

Die transarterielle Behandlung von Lebertumoren/-metastasen (z. B. TACE) wird mit einem der folgenden Kodes kodiert:

8-836.9-	(Perkutan-)transluminale Gefäßintervention: Selektive Embolisation mit embolisierenden Flüssigkeiten {Hinweis: Die Art der verwendeten embolisierenden Flüssigkeiten ist gesondert zu kodieren (8-83b.2) Anm. Autoren: 6. Stelle, s. nächste Tabelle}
8-836.b-	(Perkutan-)transluminale Gefäßintervention: Selektive Embolisation mit ablösbaren Ballons {Hinweis: Die Anzahl der ablösbaren Ballons ist gesondert zu kodieren (883b.6) Anm. Autoren: 6. Stelle, s. nächste Tabelle}
8-836.c-	(Perkutan-)transluminale Gefäßintervention: Selektive Embolisation mit Schirmen {Anm. Autoren: 6. Stelle, s. nächste Tabelle}
8-836.k-	(Perkutan-)transluminale Gefäßintervention: Selektive Embolisation mit Partikeln {Hinweis: Die Art der verwendeten Partikel ist gesondert zu kodieren (883b.1) Anm. Autoren: 6. Stelle, s. nächste Tabelle}

8-836.m	(Perkutan-)transluminale Gefäßintervention: Selektive Embolisation mit Metallspiralen {Hinweis: Die Art der verwendeten Metall- oder Mikrospiralen ist unter (8-83b.3-) gesondert zu kodieren}
8-836.n-	(Perkutan-)transluminale Gefäßintervention: Anzahl der Metallspiralen {Zusatzkode zu 8-836.m-}

Zu beachten sind die jeweiligen Hinweise, die eine quantitative und/oder qualitative Angabe des verwandten Materials mithilfe separater Kodes fordern.

An 6. Stelle des Kodes ist die Gefäßlokalisation entsprechend der folgenden Beispielliste zu kodieren:

7	Vena cava
9	Andere Gefäße abdominal
a	Gefäße viszeral
e	Künstliche Gefäße
g	Vena portae

Beachten Sie bitte auch die Auswahlmöglichkeit für andere Gefäße.

Beispiel

Ein Patient wird zur Behandlung von Lebermetastasen mittels transarterieller Chemoembolisation (TACE) mittels 10 ml Ethiodol stationär aufgenommen. Drei Monate zuvor war ein Karzinom am Kolon transversum operativ entfernt worden.

HD: C78.7	Sekundäre bösartige Neubildung der Leber und der intrahepatischen Gallengänge
ND: C18.4	Bösartige Neubildung: Colon transversum
8-541.6	Instillation von und lokoregionale Therapie mit zytotoxischen Materialien und Immunmodulatoren: Arteriell

8-836.9a	(Perkutan-)transluminale Gefäßintervention: Selektive Embolisation mit embolisierenden Flüssigkeiten: Gefäße viszeral
8-83b.25	Zusatzinformationen zu Materialien: Art der Flüssigkeiten zur selektiven Embolisation: Ethiodol
8-83b.n3	Menge der Flüssigkeiten zur Embolisation: 9 ml bis unter 12 ml

Häufig wird die TACE auch mit Partikeln durchgeführt, dann ist ein Kode aus der Subkategorie 8-836.k- *(Perkutan-)transluminale Gefäßintervention: Selektive Embolisation mit Partikeln* zu wählen und bei Art der Partikel ein Kode aus der Subkategorie 8-83b.1- *Zusatzinformationen zu Materialien: Art der Partikel zur selektiven Embolisation.*

Das Einbringen eines Chemotherapeutikums wird ergänzend kodiert mit:

8-541.6	Instillation von und lokoregionale Therapie mit zytotoxischen Materialien und Immunmodulatoren: Arteriell
8-541.x	Instillation von und lokoregionale Therapie mit zytotoxischen Materialien und Immunmodulatoren: Sonstige

5.8.2 Perkutane Eingriffe an Leberarterie und Pfortader/ Transjugulärer intrahepatischer portosystemischer Shunt (TIPS)

Die Interventionen im Zusammenhang mit einem TIPS oder einem Katheterverweilsystem in Leberarterie und Pfortader werden mit OPS-Kodes aus den Subkategorien 8-839.8- bzw. 8-839.5/8-839.6 kodiert.

Für das Vorhandensein eines TIPS steht der ICD-Kode Z95.88 *Vorhandensein von sonstigen kardialen oder vaskulären Implantaten oder Transplantaten* zur Verfügung. Mit einem Hinweis zu diesem ICD-Kode wird auf den TIPS verwiesen.

Der Kode für die Anlage eines neuen TIPS-Stents beinhaltet jeweils die dafür erforderliche Ballonangioplastie, die damit nicht gesondert kodiert werden muss (siehe Hinweise unten). Die folgende Tabelle führt die relevanten ICD- und OPS-Kodes auf:

TIPS

8-839.8-	Andere therapeutische Katheterisierung und Kanüleneinlage in Herz und Blutgefäße: Portosystemischer Shunt (TIPS):
8-839.81	Perkutane (Ballon-)Angioplastie {Inkl.: Vergrößerung eines bestehenden portosystemischen Shunts}
8-839.82	Perkutane Thrombolyse
8-839.83	Perkutane Thrombektomie
8-839.84	Perkutanes Einlegen eines Stents in einen bestehenden portosystemischen Shunt {Inkl.: Stent-in-TIPS-Stent}
8-839.85	Perkutaner Verschluss
8-839.86	Perkutane Verlängerung eines bestehenden portosystemischen Shunts durch Stenteinlage
8-839.87	Perkutanes Anlegen eines ungecoverten Stents {Inkl.: Angioplastie zur Herstellung eines Shunts zwischen portalvenösen und venösen Lebergefäßen innerhalb des Leberparenchyms}
8-839.88	Perkutanes Anlegen eines gecoverten Stents {Inkl.: Angioplastie zur Herstellung eines Shunts zwischen portalvenösen und venösen Lebergefäßen innerhalb des Leberparenchyms}
8-839.89	Perkutanes Anlegen von 2 oder mehr ungecoverten Stents {Inkl.: Angioplastie zur Herstellung eines Shunts zwischen portalvenösen und venösen Lebergefäßen innerhalb des Leberparenchyms}
8-839.8a	Perkutanes Anlegen von 2 oder mehr gecoverten Stents {Inkl.: Angioplastie zur Herstellung eines Shunts zwischen portalvenösen und venösen Lebergefäßen innerhalb des Leberparenchyms}

Z95.88 Vorhandensein von sonstigen kardialen oder vaskulären Implantaten oder Transplantaten {Vorhandensein eines transjugulären intrahepatischen portosystemischen Shunts [TIPS]}

Katheterverweilsystem

8-839.- Andere therapeutische Katheterisierung und Kanüleneinlage in Herz und Blutgefäße

8-839.5 Perkutane Implantation oder perkutaner Wechsel eines Katheterverweilsystems in Leberarterie oder Pfortader

8-839.6 Entfernung eines Katheterverweilsystems aus Leberarterie oder Pfortader

Eine phlebographische Kontrolle sollte mit folgendem Kode kodiert werden:

3-612.5 Phlebographie der Gefäße von Abdomen und Becken: Pfortader

---

Beispiel 1

Bei einer Patientin mit alkoholtoxischer Leberzirrhose, portaler Hypertonie und hepatorenalem Syndrom mit therapierefraktärem Aszites wird erstmals ein TIPS mit selbstexpandierendem, gecoverten Stent angelegt. Zwei Tage zuvor wurde die Indikation mittels Messung des Lebervenenverschlussdrucks gestellt.

K70.3 Alkoholische Leberzirrhose

K74.71! Leberzirrhose, Stadium Child-Pugh B

K76.6 Portale Hypertonie

K76.7 Hepatorenales Syndrom

R18 Aszites

1-279.b0 Andere diagnostische Katheteruntersuchung an Herz und Gefäßen: Bestimmung des portovenösen Druckgradienten: Durch indirekte Messung des Pfortaderdruckes

8-839.88 Andere therapeutische Katheterisierung und Kanüleneinlage in Herz und Blutgefäße: Portosystemischer Shunt (TIPS): Perkutanes Anlegen eines gecoverten Stents

Anmerkungen

Beim Einsatz eines Ballonkatheters während der Erstanlage eines TIPS zur Erweiterung des mit der Nadel gebahnten Weges darf nicht der Code ‚Angioplastie' (8-839.81) zusätzlich zur TIPS Anlage kodiert werden. Mit der Nadel wird von den venösen Lebergefäßen aus das Leberparenchym in Richtung der portalvenösen Lebergefäße penetriert und dann das Lebergewebe im Bereich dieser neu geschaffenen venoportalen Fistel mit einem Ballonkatheter abgedrängt, sodass ein Kanal entsteht. Nur durch ein solches Manöver kann der Shunt hergestellt werden. Somit ist der OPS-Kode 8-839.81 *Perkutane (Ballon-)Angioplastie* bei der TIPS-Erstanlage bereits in der Prozedur enthalten und ist nicht extra zu kodieren, zumal der Ballon auch nicht innerhalb eines Gefäßes eingesetzt wird. Dies wird durch das neu formulierte Inklusivum „Angioplastie zur Herstellung eines Shuntes zwischen portalvenösen und venösen Lebergefäßen innerhalb des Leberparenchyms" bei den Kodes 8-839.87/.88/.89/.8a klargestellt. Zusätzlich sind allerdings die durchgeführten radiologischen Prozeduren (z. B. Phlebographie) und gegebenenfalls die vorbereitende therapeutische Aszitespunktion zu kodieren.

Es ist zu beachten, dass für die Einlage eines ungecoverten Stents ein separater OPS-Kode existiert:

8-839.87 *Andere therapeutische Katheterisierung und Kanüleneinlage in Herz und Blutgefäße: Portosystemischer Shunt (TIPS): Perkutanes Anlegen eines ungecoverten Stents*

Nicht korrekt für die Kodierung der Anlage eines TIPS ist der OPS-Kode 8-842.0g *(Perkutan-) transluminale Implantation von nicht medikamentenfreisetzenden gecoverten Stents (Stent-Graft):*

Ein Stent: V. portae, was durch ein neu formuliertes Exklusivum verdeutlicht wird.

Beispiel 2

Bei einem Patienten mit alkoholtoxischer Leberzirrhose wird wegen eines zu geringen Shuntflusses der Durchmesser eines vorhandenen TIPS mittels Ballonangioplastie vergrößert.

K70.3	Alkoholische Leberzirrhose
Z95.88	Vorhandensein von sonstigen kardialen oder vaskulären Implantaten oder Transplantaten
8-839.81	Andere therapeutische Katheterisierung und Kanüleneinlage in Herz und Blutgefäße: Portosystemischer Shunt (TIPS): Perkutane (Ballon-)Angioplastie

Beispiel 3

Bei einer Patientin mit alkoholtoxischer Leberzirrhose und bereits vorhandenem TIPS wird aufgrund einer hepatischen Enzephalopathie Grad 2 bedingt durch einen zu hohen Shuntfluss der Durchmesser eines vorhandenen TIPS mittels Einlage eines weiteren ungecoverten Stents verkleinert (Stent-in-TIPS-Stent).

K70.3	Alkoholische Leberzirrhose
K72.72!	Hepatische Enzephalopathie Grad 2
Z95.88	Vorhandensein von sonstigen kardialen oder vaskulären Implantaten oder Transplantaten
8-839.84	Andere therapeutische Katheterisierung und Kanüleneinlage in Herz und Blutgefäße: Portosystemischer Shunt (TIPS): Perkutanes Einlegen eines Stents in einen bestehenden portosystemischen Shunt
8-839.87	Andere therapeutische Katheterisierung und Kanüleneinlage in Herz und Blutgefäße: Portosystemischer Shunt (TIPS): Perkutanes Anlegen eines ungecoverten Stents

Anmerkungen

Die Art des implantierten TIPS-Stents wird mit den Kodes 8-839.87/.88/.89/.8a kodiert. Dies gilt auch für die perkutane Verkleinerung eines bestehenden portosystemischen Shunts. Daher ist der Kode 8-839.87 zusätzlich zu kodieren.

Beispiel 4

Bei einem Patienten mit alkoholtoxischer Leberzirrhose stellt sich heraus, dass der in einem früheren stationären Aufenthalt eingebrachte TIPS zu kurz ist. Es bestand somit weiterhin therapierefraktärer Aszites. Durch Einlage eines weiteren gecoverten Stents wurde eine korrekte Funktionsfähigkeit des portosystemischen Shunts erreicht.

K70.3	Alkoholische Leberzirrhose
K72.72!	Hepatische Enzephalopathie Grad 2
Z95.88	Vorhandensein von sonstigen kardialen oder vaskulären Implantaten oder Transplantaten
8-839.86	Andere therapeutische Katheterisierung und Kanüleneinlage in Herz und Blutgefäße: Portosystemischer Shunt (TIPS): Perkutane Verlängerung eines bestehenden portosystemischen Shunts durch Stenteinlage
8-839.88	Andere therapeutische Katheterisierung und Kanüleneinlage in Herz und Blutgefäße: Portosystemischer Shunt (TIPS): Perkutanes Anlegen eines gecoverten Stents

Anmerkungen

Die Art des implantierten TIPS-Stents wird mit den Kodes 8-839.87/.88/.89/.8a kodiert. Dies gilt auch für die Verlängerung eines bestehenden portosystemischen Shunts durch Stenteinlage. Daher ist der Kode 8-839.88 zusätzlich zu kodieren.

5.8.3 Aszitespunktion und Aszitesdrainage

Bei der Aszitespunktion wird zwischen diagnostischer Punktion, therapeutischer Punktion, therapeutischer Drainage und der subkutan getunnelten Drainage unterschieden, für die seit 2022 ein eigener Kode zur Verfügung steht:

1-853.2	Diagnostische (perkutane) Punktion und Aspiration der Bauchhöhle: Aszitespunktion
8-153	Therapeutische perkutane Punktion der Bauchhöhle
8-148.0	Therapeutische Drainage von anderen Organen und Geweben: Peritonealraum
5-549.21	Andere Bauchoperationen: Implantation eines Katheterverweilsystems in den Bauchraum, subkutan getunnelt: Zur Aszitesdrainage

Bei den neu eingeführten Kodes zur subkutan getunnelten Drainage gibt es auch Kodes für den Wechsel, Revision und Entfernung dieser Drainage (5-549.3-, 5-549.4-, 5-549.d-).

Im Rahmen einer Festlegung des Schlichtungsausschusses zur KDE 596 wird betont, dass zur therapeutischen Drainage des Peritonealraumes ein eingelegtes Schlauchsystem Bedingung ist. Nähere Abgrenzungen bezüglich Liegedauer oder Fixierung werden nicht gemacht.

5.9 Gallenwege und Pankreas

Die Prozeduren im Bereich von Gallenwegen und Pankreas sind fast immer gleichzeitig diagnostischer und therapeutischer Natur. D. h. es wird während des gleichen Eingriffs die Diagnose gestellt (z. B. Gallengangssteine) und die Therapie durchgeführt. Es sei daher an dieser Stelle nochmals auf Kap. 4.4 *Diagnostische Endoskopie der Gallen- und Pankreaswege* verwiesen. Insbesondere zur Therapie von Komplikationen der Pankreatitis (Zysten, Nekrosen) kommen über einen primär endosonographischen Zugang durchgeführte Verfahren wie die transgastrale oder transduodenale Drainage zum Einsatz.

Zur Verwendung eines Einmal-Duodenoskops siehe Kap. 5.1.10 *Einmal-Endoskope*.

Im Bereich der therapeutischen Prozeduren gibt es einige Zusatzkodes für aufwendigere Situationen.

5-526.g Endoskopische Operationen am Pankreasgang: Zugang durch retrograde Endoskopie
Hinw.: Dieser Kode ist ein Zusatzkode. Er ist nur anzugeben, wenn eine retrograde Endoskopie als Zugang für eines der unter 5-526.1 bis 5-526.f ff. aufgeführten Verfahren eingesetzt wurde. Mit diesem Kode soll ausschließlich die aufgrund von Voroperationen (z. B. nach partieller Pankreatoduodenektomie, bei Roux-Y-Anastomose nach totaler oder partieller Gastrektomie) retrograd (von weiter aboral gelegenen Darmabschnitten in Richtung weiter oral gelegener Darmabschnitte) durchgeführte Endoskopie zur therapeutischen Intervention am Pankreasgang verschlüsselt werden

5-526.h Endoskopische Operation am Pankreasgang bei anatomischer Besonderheit
Hinw.: Dieser Kode ist ein Zusatzkode. Er ist nur anzugeben, wenn bei Durchführung eines der unter 5-526.1 bis 5-526.f ff. aufgeführten Verfahren die folgende Besonderheit vorlag: Pancreas divisum mit Erfordernis der Kanülierung der Papilla minor, iuxtapapilläres Divertikel mit erschwerter Intubation der Papille

5-513.k Endoskopische Operationen an den Gallengängen: Zugang durch retrograde Endoskopie
Hinw.: Dieser Kode ist ein Zusatzkode. Er ist nur anzugeben, wenn eine retrograde Endoskopie als Zugang für eines der unter 5-513.1 bis 5-513.h ff. und 5-513.m ff. bis 5-513.n ff. aufgeführten Verfahren eingesetzt wurde. Mit diesem Kode soll ausschließlich die aufgrund von Voroperationen (z. B. nach partieller Pankreatoduodenektomie, bei Roux-Y-Anastomose nach totaler oder partieller Gastrektomie) retrograd (von weiter aboral gelegenen Darmabschnitten in Richtung weiter oral gelegener Darmabschnitte) durchgeführte Endoskopie zur therapeutischen Intervention an den Gallenwegen verschlüsselt werden

Werden mittels eines schmalkalibrigen Endoskops die Gallenwege oder der Pankreasgang visuell dargestellt, handelt es sich um eine perorale Cholangioskopie (POCS) oder um eine perorale Pankreatikoskopie (POPS). Erfolgt diese Prozedur nicht, wie in Kap. 4.4 *Diagnostische Endoskopie der Gallen- und Pankreaswege* aufgeführt, als diagnostisches Verfahren, sondern in Zusammenhang mit einer therapeutischen Prozedur, so werden die folgenden Kodes verwendet:

5-513.q0	Endoskopische Operationen an den Gallengängen: Therapeutische direkte Endoskopie der Gallenwege [duktale Endoskopie]: Cholangioskopie der Gallenwege distal der Hepatikusgabel {Inkl.: Cholangioskopie der extrahepatischen Gallenwege}
5-513.q1	Endoskopische Operationen an den Gallengängen: Therapeutische direkte Endoskopie der Gallenwege [duktale Endoskopie]: Cholangioskopie der Gallenwege proximal der Hepatikusgabel {Inkl.: Cholangioskopie der intrahepatischen Gallenwege}
5-526.j	Endoskopische Operationen am Pankreasgang: Therapeutische Endoskopie des Pankreasganges [duktale Endoskopie]

Zur Unterscheidung zwischen distal und proximal der Hepatikusgabel siehe ebenfalls Kap. 4.4.

5.9.1 Blutstillung an den Gallengängen und am Pankreasgang

5-513.c	Endoskopische Operationen an den Gallengängen: Blutstillung
5-526.c	Endoskopische Operationen am Pankreasgang: Blutstillung

Eine Blutung am Gallengang oder Pankreasgang ist selten und kommt fast nie spontan, sondern in der Regel als akute oder zeitverzögerte Komplikation interventioneller Verfahren (z.B. nach Papillotomie, nach Biopsie oder nach Tumordestruktion) vor.

5.9.2 Exzision an den Gallengängen

5-513.3-	Endoskopische Operationen an den Gallengängen: Exzision:
5-513.30	Exzision an der Papille
5-513.31	Papillektomie {Exkl.: Exzision der Papilla duodeni major mit Replantation des Ductus choledochus (5-518.4 ff.)}
5-513.32	Exzision am Gallengang

Eine endoskopische Exzision an Gallengang oder Papille im Sinne einer über eine Biopsie hinausgehenden Gewebsentfernung ist eine Rarität. Häufiger kommt bei Nachweis eines Adenoms der Papille in der Regel die komplette Entfernung der gesamten Papille mittels Diathermieschlinge vor. Dieser Eingriff wird dann endoskopische Papillektomie genannt, mit 5-513.31 kodiert und darf nicht verwechselt werden mit der Papillotomie (Inzision der Papille/Papillenspaltung), die häufig kodiert wird, da sie bei den meisten therapeutischen endoskopischen Eingriffen an den Gallenwegen oder dem Pankreasgang erfolgt, um durch die eröffnete Papille den therapeutischen Eingriff zu ermöglichen.

5.9.3 Destruktion an den Gallengängen

Stenosen an den Gallenwegen können mit verschiedenen Techniken behandelt werden, die oft auch miteinander kombiniert werden. Sehr enge Stenosen werden z.B. zunächst bougiert oder dilatiert, bevor es gelingt, einen Stent einzulegen (siehe Kap. 5.9.5 *Stents, Stent-Prothesen und Prothesen in den Gallenwegen und im Pankreas*). Auch nach Destruktion mittels Radiofrequenzablation oder photodynamischer Therapie werden oft zusätzlich Stents eingelegt.

Bei der Bougierung werden Gallengangsbougies verwendet, also über einen Führungsdraht einführbare Katheter mit sich konisch verjüngender Spitze. Für die Dilatation werden Dilatationsballonkatheter verwendet, bei denen der Ballon über die Stenose geführt und anschließend auf einen definierten Druck aufgepumpt wird.

5-513.a	Endoskopische Operationen an den Gallengängen: Dilatation
5-513.d	Endoskopische Operationen an den Gallengängen: Bougierung
5-513.4-	Endoskopische Operationen an den Gallengängen: Destruktion:
5-513.40	Elektrokoagulation
5-513.41	Photodynamische Therapie
5-513.42	Radiofrequenzablation
5-513.43	Mikrowellenablation
5-513.44	Irreversible Elektroporation
5-513.45	Elektrochemotherapie

Zur endoskopischen Destruktion von gut- oder bösartigen Gewebswucherungen an den Gallenwegen kommen vor allem die intraduktale/endobiliäre Radiofrequenzablation oder die photodynamische Therapie zum Einsatz.

5.9.4 Destruktion am Pankreas

5-526.a	Endoskopische Operationen am Pankreasgang: Dilatation
5-526.d	Endoskopische Operationen am Pankreasgang: Bougierung
5-521.-	Lokale Exzision und Destruktion von erkranktem Gewebe des Pankreas
5-521.1	Destruktion ohne Spülung
5-521.2	Destruktion mit Spülung
5-521.3	Destruktion durch irreversible Elektroporation

5-521.41	Destruktion durch Radiofrequenzablation: Endoskopisch transgastral oder endoskopisch transduodenal
5-521.5	Destruktion durch Elektrochemotherapie
5-526.4	Endoskopische Operationen am Pankreasgang: Destruktion
8-530.e	Therapie mit offenen Radionukliden: Endosonographisch gesteuerte Implantation von P-32-markierten Mikropartikeln in das Pankreas

Zur endoskopischen Destruktion von insbesondere bösartigen Gewebswucherungen oder Raumforderungen des Pankreas kommen neben der intraduktalen Radiofrequenzablation vor allem auch die endosonographisch gesteuerte Radiofrequenzablation zum Einsatz (5-521.41). Diese kann transgastral oder transduodenal erfolgen.

Ein neues Verfahren ist die endosonographisch gesteuerte Implantation von ^{32}P-markierten Mikropartikeln ins Pankreas. Hierfür steht nun ein Kode zur Verfügung, der im Titel bereits die Information „endosonographisch gesteuert" enthält, sodass in diesem Fall die Endosonographie des Pankreas nicht mehr zusätzlich kodiert werden sollte.

Beispielsweise für Patient*innen mit muzinösen neoplastischen Pankreaszysten von mindestens 2 cm Durchmesser, die inoperabel sind oder die eine Operation ablehnen, steht die endosonopraphische Chemozystablation als gering-invasives Verfahren zur Verfügung. Dieses Verfahren wird mit folgenden OPS kodiert:

5-529.t	Andere Operationen am Pankreas und am Pankreasgang: Transgastrale Chemoablation einer neoplastischen Pankreaszyste
5-529.u	Andere Operationen am Pankreas und am Pankreasgang: Transduodenale Chemoablation einer neoplastischen Pankreaszyste

5.9.5 Stents, Stent-Prothesen und Prothesen in den Gallenwegen und im Pankreas

Im OPS-Verzeichnis wird die Implantation selbstexpandierender von nicht selbstexpandierenden Prothesen/Stents unterschieden. Die in der klinischen Anwendung zentrale Differenzierung in Metall und Kunststoff erfolgt nicht. Allerdings handelt es sich bei allen heute eingesetzten Kunststoffstents praktisch ausnahmslos um nicht selbstexpandierende und bei Metallstents um selbstexpandierende Stents.

Werden selbstexpandierende Metallstents implantiert (SEMS), kann für diese teuren Implantate in der Regel ein Zusatzentgelt abgerechnet werden. Daher ist eine korrekte Kodierung erlösrelevant.

Hinsichtlich der Differenzierungen zwischen Stent, Stent-Prothese und Prothese, wie sie im OPS-Verzeichnis vorgenommen werden, siehe Kap. 5.1.9 *Stent, Stent-Prothese, Prothese, Drainage*.

Im Folgenden werden die OPS-Kodes für die endoskopische Implantation selbstexpandierender Stents und Stent-Prothesen sowie für nicht selbstexpandierende Prothesen in den Gallenwegen und im Pankreasgang vorgestellt:

Stents und Stent-Prothesen Gallenwege, selbstexpandierend

5-513.-	Endoskopische Operationen an den Gallengängen:
5-513.m0	Einlegen oder Wechsel von selbstexpandierenden ungecoverten Stents: 1 Stent
5-513.m1	Einlegen oder Wechsel von selbstexpandierenden ungecoverten Stents: 2 Stents
5-513.m2	Einlegen oder Wechsel von selbstexpandierenden ungecoverten Stents: 3 oder mehr Stents
5-513.n0	Einlegen oder Wechsel von selbstexpandierenden gecoverten Stent-Prothesen: 1 Stent-Prothese
5-513.n1	Einlegen oder Wechsel von selbstexpandierenden gecoverten Stent-Prothesen: 2 Stent-Prothesen

5-513.n2 Einlegen oder Wechsel von selbstexpandierenden gecoverten Stent-Prothesen: 3 oder mehr Stent-Prothesen
5-513.b Entfernung von alloplastischem Material

Stents und Stent-Prothese Pankreas, selbstexpandierend

5-526.- Endoskopische Operationen am Pankreasgang
5-526.e0 Einlegen einer Prothese: Selbstexpandierend
5-526.f0 Wechsel einer Prothese: Selbstexpandierend
5-526.b Entfernung von alloplastischem Material

Prothesen Gallenwege, nicht selbstexpandierend

(entsprechen den umgangssprachlich bezeichneten „Plastikstents")

5-513.- Endoskopische Operationen an den Gallengängen
5-513.f0 Einlegen von nicht selbstexpandierenden Prothesen: 1 Prothese
5-513.f1 Einlegen von nicht selbstexpandierenden Prothesen: 2 oder mehr Prothesen
5-513.h0 Wechsel von nicht selbstexpandierenden Prothesen: 1 Prothese
5-513.h1 Wechsel von nicht selbstexpandierenden Prothesen: 2 oder mehr Prothesen
5-513.b Entfernung von alloplastischem Material

Prothesen Pankreas, nicht selbstexpandierend

(entsprechen den umgangssprachlich bezeichneten „Plastikstents")

5-526.- Endoskopische Operationen am Pankreasgang
5-526.e1 Einlegen einer Prothese: Nicht selbstexpandierend
5-526.f1 Wechsel einer Prothese: Nicht selbstexpandierend
5-526.b Entfernung von alloplastischem Material

Die Verwendung einer biologisch abbaubaren Prothese ist zusätzlich zu kodieren:

5-54a.1 *Zusatzinformationen zu Operationen am Verdauungstrakt: Verwendung einer biologisch abbaubaren Prothese*

Für die Kodierung einer **Desobliteration**, d.h. eine Wiedereröffnung bei Verschluss/Okklusion der Stents oder Prothesen – beispielsweise durch Tumorgewebe, entzündliche Gewebsproliferate oder Steine/Sludge – stehen folgende Kodes zur Verfügung:

5-513.t	Endoskopische Operationen an den Gallengängen: Wiedereröffnung eines Stents oder einer Prothese
5-526.n	Endoskopische Operationen am Pankreasgang: Wiedereröffnung einer Prothese

Insofern gelten diese Kodes auch für die Entfernung von Nahrungsmittelresten aus den Stents.

Wird die Radiofrequenzablation zur Destruktion von gut- oder bösartigen in den Stent einwachsenden Gewebswucherungen verwendet, können die o.g. Kodes (5-513.42, 5-526.4) verwendet werden.

Häufig werden Patient*innen zum Stentwechsel oder zur Stententfernung aufgenommen und einer ERCP unterzogen. Hauptdiagnose ist in diesem Fall die Erkrankung, die ursprünglich zur Stentimplantation führte.

Beispiel 1

Ein Patient erhielt im Rahmen einer Zystikusstumpfinsuffizienz einen Plastikstent in den DHC. Er wird jetzt zur Re-ERCP mit Stententfernung aufgenommen.

K91.81	Insuffizienzen von Anastomosen und Nähten nach Operationen an Gallenblase und Gallenwegen
5-513.b	Endoskopische Operationen an den Gallengängen: Entfernung von alloplastischem Material

Bei Kodierung eines OPS-Kodes aus den Subkategorien der therapeutischen ERCP (5-513.- oder 5-526.-) kann die diagnostische ERCP (1-64) nicht zusätzlich kodiert werden, da diese ein Inklusivum der interventionellen Kodes darstellt.

Ist jedoch die diagnostische Komponente nicht eigentlicher Bestandteil der therapeutischen Prozedur, können beide Kodes angegeben werden. Dies ist der Fall, wenn beim Wechsel oder Entfernung der Prothese nochmals das ursprüngliche Krankheitsbild (z. B. Stenose, Steine, Leck) durch Darstellung überprüft wird.

Beispiel 2

Um bei schwieriger Sondierung des DHC den Zugang zum Gallengang zu erleichtern, wird ohne Kontrastierung des Pankreasganges ein Pankreasstent eingelegt, der nach erfolgter diagnostischer ERC wieder entfernt wird.

1-640	Diagnostische retrograde Darstellung der Gallenwege
5-526.e	Endoskopische Operationen am Pankreasgang: Einlegen einer Prothese
5-526.b	Endoskopische Operationen am Pankreasgang: Entfernung von alloplastischem Material

5.9.6 Steinentfernung Gallen- und Pankreasgang

Die unterschiedlichen Verfahren zur Steinentfernung aus den Gallengängen (5-513.2-) und dem Pankreasgang (5-526.2-) können wie unten aufgeführt verschlüsselt werden. Da vor Steinentfernung fast immer eine Papillotomie (Inzision der Papille) erforderlich ist, wird diese hier ebenfalls genannt:

Gallengänge

5-513.-	Endoskopische Operationen an den Gallengängen
5-513.1	Inzision der Papille (Papillotomie)
5-513.20	Steinentfernung: Mit Körbchen
5-513.21	Steinentfernung: Mit Ballonkatheter
5-513.22	Steinentfernung: Mit mechanischer Lithotripsie
5-513.23	Steinentfernung: Mit elektrohydraulischer Lithotripsie
5-513.24	Steinentfernung: Mit elektrohydraulischer Lithotripsie und Laseranwendung
5-513.25	Steinentfernung: Mit Laserlithotripsie

Pankreasgang

5-526.-	Endoskopische Operationen am Pankreasgang:
5-526.1	Inzision der Papille (Papillotomie)
5-526.20	Steinentfernung: Mit Körbchen
5-526.21	Steinentfernung: Mit Ballonkatheter
5-526.22	Steinentfernung: Mit mechanischer Lithotripsie
5-526.23	Steinentfernung: Mit elektrohydraulischer Lithotripsie
5-526.24	Steinentfernung: Mit elektrohydraulischer Lithotripsie und Laseranwendung
5-526.25	Steinentfernung: Mit Laserlithotripsie

Die Laserlithotripsie und die elektrohydraulische Lithotripsie müssen in der Regel visuell gesteuert unter cholangioskopischer resp. pankreatikoskopischer Sicht erfolgen. Für die duktale Endoskopie kommen in diesen Fällen die folgenden Zusatzkodes zur Anwendung:

5-513.q-	Endoskopische Operationen an den Gallengängen: Therapeutische direkte Endoskopie der Gallenwege [duktale Endoskopie]
5-513.q0	Cholangioskopie der Gallenwege distal der Hepatikusgabel {Cholangioskopie der extrahepatischen Gallenwege}
5-513.q1	Cholangioskopie der Gallenwege proximal der Hepatikusgabel {Cholangioskopie der intrahepatischen Gallenwege}
5-514.u-	Andere Operationen an den Gallengängen: Therapeutische perkutan-transhepatische Endoskopie der Gallenwege:
5-514.u0	Normalkalibriges Cholangioskop {Hinweis: Der Außendurchmesser eines normalkalibrigen Cholangioskops beträgt mehr als 4 mm}
5-514.u1	Kleinkalibriges Cholangioskop {Hinweis: Der Außendurchmesser eines normalkalibrigen Cholangioskops beträgt 4 mm oder weniger}

5-526.j Endoskopische Operationen am Pankreasgang: Therapeutische Endoskopie des Pankreasganges [duktale Endoskopie]
{Hinweis: Dieser Kodes ist ein Zusatzkode}

5.9.7 Drainage Pankreaspseudozysten

Die Anlage einer transgastralen oder transduodenalen Drainage in Pankreaspseudozysten, peripankreatische Flüssigkeitsverhalte oder walled-off-Nekrosen erfolgt unter endosonographischer Sicht. Es wird also zusätzlich zu einer der unten aufgelisteten therapeutischen Prozedur die Endosonographie des Pankreas (3-056) und/oder des Retroperitonealraumes (3-05a) verschlüsselt (siehe Kap. 4.5 *Endosonographie*). Je nachdem ob nicht selbstexpandierende (meist Kunststoff) oder selbstexpandierende (meist Metall) Prothesen verwendet werden, müssen unterschiedliche Kodes verwendet werden. Bei selbstexpandierenden Metallstents werden die hohen Materialkosten durch ein entsprechendes Zusatzentgelt abgebildet.

Ist der Metallstent vom Hersteller auf einem Kauterisierungssystem aufgebracht, wird die Anwendung dieses Systems zusätzlich durch die OPS 5-54a.0 *Zusatzinformationen zu Operationen am Verdauungstrakt: Verwendung von auf ein Kauterisierungssystem vorgeladenen selbstexpandierenden Prothesen/Stents* kodiert und ein spezielles Zusatzentgelt für diese besonderen Metallstents abgerechnet.

5-529.n- Andere Operationen am Pankreas und am Pankreasgang: Transgastrale Drainage einer Pankreaszyste
5-529.n2 Endoskopisch ohne Einlegen eines Stents
5-529.n3 Endoskopisch mit Einlegen eines nicht selbstexpandierenden Stents
5-529.n4 Endoskopisch mit Einlegen eines selbstexpandierenden Stents

5-54a.0	Zusatzinformationen zu Operationen am Verdauungstrakt: Verwendung von auf ein Kauterisierungssystem vorgeladenen selbstexpandierenden Prothesen/Stents

Für das Einlegen der Drainagen vom Duodenum aus stehen Kodes unter 5-529.r- *Transduodenale Drainage einer Pankreaszyste* zur Verfügung.

5.9.8 Entfernung von Pankreasnekrosen

5-529.p-	Andere Operationen am Pankreas und am Pankreasgang: Endoskopische transgastrale Entfernung von Pankreasnekrosen
5-529.p0	Ohne Einlegen eines Stents
5-529.p1	Mit Einlegen eines nicht selbstexpandierenden Stents
5-529.p2	Mit Einlegen eines selbstexpandierenden Stents
5-54a.0	Zusatzinformationen zu Operationen am Verdauungstrakt: Verwendung von auf ein Kauterisierungssystem vorgeladenen selbstexpandierenden Prothesen/Stents

Für die Entfernung der Nekrosen vom Duodenum aus stehen Kodes unter 5-529.s- *Endoskopische transduodenale Entfernung von Pankreasnekrosen* zur Verfügung.

Es muss in der Kodierung differenziert werden, ob der selbstexpandierende Stent vom Magen aus (transgastral) oder vom Dünndarm aus (transduodenal) eingelegt wurde (je nach Technik gibt es spezifische OPS-Kodes). Die Punktionstechnik ist dem Endoskopie-Befund zu entnehmen.

Die Entfernung der Pankreasnekrosen erfolgt entweder in gleicher Sitzung wie die endosonographisch angelegte Drainage oder über die bereits liegende Drainage per Ösophagogastro(duodeno)skopie in einer Folgesitzung.

Erfolgt die Entfernung der Nekrosen über einen perkutanen Zugang mittels Endoskop, wird dies mit folgendem OPS-Kode kodiert:

5-529.v *Perkutan-endoskopische Entfernung von Pankreasnekrosen über Punktionskanal*

5.9.9 Transgastrale/-duodenale Punktion des Pankreasgangs

Üblicherweise wird eine Drainage des Pankreasgangs transpapillär vorgenommen. Wenn primär eine Pankreassekretableitung per ERP transpapillär aufgrund von anatomischen Besonderheiten (juxtapapilläres Divertikel, tumorös infiltrierte Papille, tumorbedinge Stenose im Magenausgang oder Duodenum, postoperative Zustände z. B. nach Whipple-OP oder B II Magen, Pankreaskopftumor) nicht möglich ist, kann eine Pankreassekretableitung mittels endosonographischer Punktion des Pankreasgangs und anschließender Drainageanlage vom Magen oder Duodenum aus versucht werden.

Dabei erfolgt die transgastrale/-duodenale Punktion aus dem Hohlorgan (Magen oder Duodenum), wobei in diesem Fall der Pankreasgang unter endosonographischer Sicht punktiert wird. Anschließend wird über die Punktionsnadel ein Draht eingeführt. Wenn es gelingt, mit dem Draht nun vom Gang aus die Papille „rückwärts" zu sondieren und den Draht ins Duodenum zu führen, können dann die weiteren Schritte des geplanten Eingriffs im Sinne eines Rendez-vous-Verfahrens erfolgen. Gelingt dies nicht, dann kann auch z. B. eine Ableitung über einen selbstexpandierenden Stent direkt in den Magen oder das Duodenum erfolgen.

Beispiel

Bei einer Patientin mit einem großen juxtapapillären Divertikel mit im Divertikel exzentrisch gelegener Papillenöffnung, die sich nicht sondieren lässt, wird endosonographisch, transgastral der Pankreasgang punktiert und über den eingebrachten Führungsdraht vom Pankreasgang aus die Papille sondiert. Danach wird im Rendez-vous-Verfahren vom Duodenum aus eine Papillotomie durchgeführt und ein selbstexpandierender Metallstent implantiert, über den das Pankreassekret dann in das Duodenum abfließt.

3-056	Endosonographie des Pankreas
5-526.k	Endoskopische Operationen am Pankreasgang: Transgastrale oder transduodenale Punktion des Pankreasganges
5-526.1	Endoskopische Operationen am Pankreasgang: Inzision der Papille (Papillotomie)
1-646	Diagnostische Endoskopie der Gallen- und Pankreaswege bei anatomischer Besonderheit
5-526.e0	Endoskopische Operationen am Pankreasgang: Einlegen einer Prothese: Selbstexpandierend

5.9.10 Perkutan-transhepatische Intervention Gallenwege

Perkutane Interventionen an den Gallenwegen werden mit OPS-Kodes aus den Kategorien 5-514.- und 5-517.- mit der Ziffer 3 an der 6. Stelle kodiert. In den meisten Fällen wird eine sogenannte Yamakawa-Drainage (auch Münchener-Drainage oder kurz PTCD (perkutane transhepatische Cholangiodrainage) genannt) eingelegt, über welche die Galle entweder perkutan nach außen ausgeleitet werden oder bei Überwindung einer eventuell vorliegenden Stenose mit der Drainage die Galle nach intern abfließen kann. Diese Drainagen werden regelmäßig gewechselt.

5-514.-	Andere Operationen an den Gallengängen
5-514.03	Inzision des Ductus choledochus: Perkutan-transhepatisch
5-514.23	Steinentfernung: Perkutan-transhepatisch
5-514.33	Exzision: Perkutan-transhepatisch
5-514.53	Einlegen einer Drainage: Perkutan-transhepatisch {z. B. Yamakawa, inkl. Rendezvous-Verfahren}

5-514.b3 Entfernung von alloplastischem Material: Perkutan-transhepatisch
5-514.c3 Blutstillung: Perkutan-transhepatisch
5-514.d3 Revision (als selbständiger Eingriff): Perkutan-transhepatisch
5-514.m3 Dilatation: Perkutan-transhepatisch
5-514.n3 Bougierung: Perkutan-transhepatisch
5-514.p3 Wechsel einer Drainage: Perkutan-transhepatisch
5-514.q3 Destruktion durch Elektrokoagulation: Perkutan-transhepatisch
5-514.r3 Destruktion durch photodynamische Therapie: Perkutan-transhepatisch
5-514.s3 Destruktion durch Radiofrequenzablation: Perkutan-transhepatisch
5-514.t3 Destruktion durch sonstige Verfahren: Perkutan-transhepatisch

Kodes für das Einlegen und den Wechsel selbstexpandierender und nicht selbstexpandierender Prothesen/Stents anhand der Anzahl der Prothesen/Stents finden sich bei 5-514.g-, 5-514.h, 5-514.k und 5-517-.

5.9.11 Transgastral/transduodenale Intervention Gallenwege oder Gallenblase/Biliodigestive Anastomose

Als Alternative zu den perkutanen Interventionen an den Gallenwegen haben sich insbesondere nach Einführung spezieller selbstexpandierender Metallstents endosonographisch geführte Verfahren als sicher und effektiv erwiesen. Aufgrund des höheren Patient*innenkomforts werden diese daher immer häufiger durchgeführt.

Dabei kann im Sinne einer biliodigestiven Anastomose ein sog. lumen-apposing metal stent (LAMS) vom Duodenum oder Magen in den Ductus hepaticus oder in die Gallenblase eingelegt werden.

Für den Zugang vom Magen in einen linkshepatischen Gallengang wird ebenfalls ein spezieller teilgecoverter Metallstent verwendet, dessen Design insbesondere eine Stentmigration verhindert. Die Verwendung von selbstexpandierenden (5-449.h3) oder nicht selbstexpandierenden Stents (5-469.k3) ist dabei gesondert zu kodieren. Wird ein auf ein Kauterisierungssystem vorgeladener selbstexpandierender Stent verwendet, ist dieser ebenfalls gesondert zu kodieren (5-54a.0).

5-512.-	Biliodigestive Anastomose (von Ductus hepaticus, Ductus choledochus und Leberparenchym)
5-512.03	Zum Magen: endoskopisch
5-512.13	Zum Duodenum: endoskopisch
5-510.43	Cholezystotomie und Cholezystostomie: Cholezystostomie: Endoskopisch
5-54a.0	Zusatzinformationen zu Operationen am Verdauungstrakt: Verwendung von auf ein Kauterisierungssystem vorgeladenen selbstexpandierenden Prothesen/Stents

5.10 Lokalisationsübergreifende Verfahren und Behandlungen

5.10.1 PEG/PEJ

Es ist darauf zu achten, dass die Anlage einer PEG/PEJ in einem anderen Kapitel des OPS-Verzeichnisses (Operationen) klassifiziert wird als der Wechsel und die Entfernung (Andere therapeutische Maßnahmen).

Perkutan-endoskopische Anlage einer PEG

5-431.2-	Gastrostomie: Perkutan-endoskopisch (PEG)
5-431.22	Durch Fadendurchzugsmethode ohne Fixierung durch Naht, ohne jejunale Sonde
5-431.23	Durch Fadendurchzugsmethode ohne Fixierung durch Naht, mit jejunaler Sonde

5-431.24 Durch Fadendurchzugsmethode mit Fixierung durch Naht, ohne jejunale Sonde
5-431.25 Durch Fadendurchzugsmethode mit Fixierung durch Naht, mit jejunaler Sonde
5-431.26 Durch Direktpunktionstechnik ohne Fixierung durch Naht, ohne jejunale Sonde
5-431.27 Durch Direktpunktionstechnik ohne Fixierung durch Naht, mit jejunaler Sonde
5-431.28 Durch Direktpunktionstechnik mit Fixierung durch Naht, ohne jejunale Sonde
5-431.29 Durch Direktpunktionstechnik mit Fixierung durch Naht, mit jejunaler Sonde

Seit 2024 kann eine Fixierung des Magens an der Bauchwand durch eine Naht, welche im Rahmen der PEG-Anlage erfolgt, differenziert kodiert werden.

Die Annaht des Magens an die Bauchwand im Zuge der PEG-Einlage wird in der Gastroenterologie im allgemeinen Sprachgebrauch als „Gastropexie" bezeichnet. Mit der endoskopischen „Gastropexie" ist jedoch lediglich eine Fixierung des Magens an der Bauchwand mit zwei bis drei Nähten gemeint, weshalb diese klar von einer chirurgischen Gastropexie abzugrenzen ist.

Die endoskopische „Gastropexie" während der PEG-Anlage wird durch die o. g. Kodes, welche *„mit Fixierung durch Naht"* beinhalten, abgebildet.

Dabei ist bei Direktpunktionstechniken, welche umgangssprachlich auch als „Ballon-PEG" oder „Gastropexie-PEG" bezeichnet werden, eine Fixierung des Magens an die Bauchwand bei der PEG Erstanlage obligat (5-431.28 *Durch Direktpunktionstechnik mit Fixierung durch Naht, ohne jejunale Sonde*).

Bei der Fadendurchzugstechnik erfolgt klassischerweise keine Fixierung des Magens an die Bauchwand durch Naht (5-431.22 *Durch Fadendurchzugsmethode ohne Fixierung durch Naht, ohne jejunale Sonde*), kann aber ergänzend in bestimmten Konstellationen wichtig sein und mit durchgeführt werden. Erfolgt im Rahmen der Fadendurchszugstechnik die genannte Annaht des Magens an die Bauchwand, wird diese PEG mitunter umgangssprachlich auch als „Hybrid-PEG" bezeichnet, da Komponenten der Fadendurchzugs- und Direktpunktionstechnik miteinander kombiniert werden. Bei dieser Form der PEG-Anlage wird der Kode 5-431.24 *Durch Fadendurchzugsmethode mit Fixierung durch Naht, ohne jejunale Sonde* angewendet.

Perkutane, durch bildgebende Verfahren (z.B. Computertomographie (CT)) gesteuerte Anlage einer PEG

5-431.4-	Gastrostomie: Perkutan durch Direktpunktionstechnik mit Fixierung durch Naht und Steuerung durch bildgebende Verfahren
5-431.40	Ohne jejunale Sonde
5-431.41	Mit jejunaler Sonde

Diese Kodes werden verwendet, wenn die Anlage einer PEG endoskopisch nicht möglich ist (z.B. bei stenosierendem Ösophaguskarzinom). In diesen Fällen kann unter Steuerung durch bildgebende Verfahren wie der CT eine perkutane Direktpunktion versucht werden.

Perkutan-endoskopische Anlage einer PEJ

5-450.3	Inzision des Darmes: Perkutan-endoskopische Jejunostomie (PEJ)

Wechsel und Entfernung einer PEG/PEJ

8-123.00	Wechsel und Entfernung eines Gastrostomiekatheters: Wechsel: Ohne jejunale Sonde
8-123.01	Wechsel und Entfernung eines Gastrostomiekatheters: Wechsel: Mit jejunaler Sonde
8-123.1	Wechsel und Entfernung eines Gastrostomiekatheters: Entfernung
8-124.0	Wechsel und Entfernung eines Jejunostomiekatheters: Wechsel
8-124.1	Wechsel und Entfernung eines Jejunostomiekatheters: Entfernung

Wird eine PEG-Sonde ohne jejunale Sonde, die lediglich durch die Bauchhaut bis in das Magenlumen reicht, durch eine PEG-Sonde mit jejunaler Sonde ersetzt, ist der OPS-Kode 8-123.01 zu verwenden.

Einlage einer jejunalen Verlängerungssonde über eine liegende PEG

8-125.2 Anlegen und Wechsel einer duodenalen oder jejunalen Ernährungssonde: Über eine liegende PEG-Sonde, endoskopisch

Die Einlage einer jejunalen Verlängerungssonde durch eine liegende PEG dient dazu, die Sondennahrung im Jejunum statt im Magen zu verabreichen, z.B. bei Magenentleerungsstörung, und wird auch als JET-PEG oder JPEG (Jejunal tube through PEG) bezeichnet.

Anlage einer nasojejunalen Sonde

8-125.- Anlegen und Wechsel einer duodenalen oder jejunalen Ernährungssonde:

8-125.0 Transnasal, n.n.bez.

8-125.1 Transnasal, endoskopisch

Wechsel von einer PEG auf eine PEJ

Ein Wechsel von einer PEG auf eine PEJ sollte wie folgt kodiert werden:

8-123.1 *Wechsel und Entfernung eines Gastrostomiekatheters: Entfernung*

und

5-450.3 *Inzision des Darmes: Perkutan-endoskopische Jejunostomie (PEJ)*

Dies darf nicht mit der Einlage einer jejunalen Verlängerungssonde (JET-PEG, s.o.) über die PEG verwechselt werden.

Für die Kodierung einer Desobliteration bei Okklusion sollten folgende Kodes kodiert werden:

8-123.x Wechsel und Entfernung eines Gastrostomiekatheters: Sonstige
8-124.x Wechsel und Entfernung eines Jejunostomiekatheters: Sonstige

Die Überprüfung der Sondenlage durch ein bildgebendes Verfahren ist im jeweiligen Kode enthalten.

Freilegung und Entfernung einer eingewachsenen PEG-Halteplatte (buried bumper)

5-431.31 Gastrostomie: Freilegung und Entfernung einer eingewachsenen PEG-Halteplatte: Endoskopisch

5.10.2 Gastroenterostomie

Endoskopische Gastroenterostomien können wie folgt verschlüsselt werden:

5-445.- Gastroenterostomie ohne Magenresektion [Bypassverfahren]
5-445.13 Gastroenterostomie, vordere: Endoskopisch
5-445.23 Gastroenterostomie, hintere: Endoskopisch
5-445.x3 Sonstige

Die Gastroenterostomie stellt ein Verfahren zur Umgehung von Engstellen im Zwölffingerdarm durch Anlage eines Bypasses zwischen Magen und Dünndarm, dar. Eine Gastroenterostomie kann entweder chirurgisch oder auch endoskopisch angelegt werden. Bei der chirurgischen Gastroenterostomie wird zwischen vorderer und hinterer Gastroenterostomie unterschieden, je nachdem, ob die zu verbindende Dünndarmschlinge vor (antekolisch, vordere Gastroenterostomie) oder hinter dem Querkolon (retrokolisch, hintere Gastroenterostomie) durchgeführt wird.

Im Rahmen der endoskopischen Anlage einer Gastroenterostomie wird eine geeignete Dünndarmschlinge in naher Lagebeziehung zum Magen endosonographisch dargestellt und anpunktiert. Im Anschluss erfolgt die Einlage eines selbstexpandierenden Metallstents um die Kurzschlussverbindung (Bypass) offen zu halten. Bei der endoskopischen Anlage einer Gastroenterostomie wird sich die natürliche Lage von geeigneten Dünndarmschlingen am Magen zunutze gemacht. Eine Unterscheidung zwischen einer vorderen oder hinteren Gastroenterostomie ist endoskopisch kaum möglich, weshalb wir die Kodierung als 5-445.x3 *Gastroenterostomie ohne Magenresektion [Bypassverfahren]: Sonstige: Endoskopisch* empfehlen. Die Verwendung von selbstexpandierenden Stents ist gesondert zu kodieren als 5-469.k3 *Andere Operationen am Darm: Einlegen oder Wechsel einer selbstexpandierenden Prothese: Endoskopisch*. Wird ein auf ein Kauterisierungssystem vorgeladener Metallstent verwendet, ist der entsprechende Zusatzkode 5-54a.0 zusätzlich anzugeben.

Beispiel

Eine Patientin mit in das Duodenum infiltrierenden Pankreaskarzinom stellt sich aufgrund von anhaltender Übelkeit und Erbrechen in der Klinik vor. Endoskopisch zeigt sich eine hochgradige Stenose des Zwölffingerdarms. Es erfolgt die Anlage einer endoskopischen Gastroenterostomie zwischen dem Magen und einer geeigneten Dünndarmschlinge mittels auf ein Kauterisierungssystem vorgeladenen selbstexpandierenden Metallstents. Weitere therapeutische oder diagnostische Maßnahmen sind nicht erfolgt.

K31.5	Duodenalverschluss
C25.0	Bösartige Neubildung: Pankreaskopf
5-445.x3	Gastroenterostomie ohne Magenresektion [Bypassverfahren]: Sonstige: Endoskopisch
5-469.k3	Andere Operationen am Darm: Einlegen oder Wechsel einer selbstexpandierenden Prothese: Endoskopisch
5-54a.0	Zusatzinformationen zu Operationen am Verdauungstrakt: Verwendung von auf ein Kauterisierungssystem vorgeladenen selbstexpandierenden Prothesen/Stents

5.10.3 Bestrahlungsmarker

5-42a.00	Weitere Operationen am Ösophagus: Implantation von Bestrahlungsmarkern am Ösophagus: Endoskopisch
5-449.w3	Andere Operationen am Magen: Implantation von Bestrahlungsmarkern: Endoskopisch
5-489.n	Andere Operation am Rektum: Implantation von Bestrahlungsmarkern
5-499.f	Andere Operationen am Anus: Implantation von Bestrahlungsmarkern
5-509.01	Andere Operationen an der Leber: Implantation von Bestrahlungsmarkern: Endoskopisch
5-529.q1	Andere Operationen am Pankreas und am Pankreasgang: Implantation von Bestrahlungsmarkern am Pankreas: Endoskopisch
5-549.c1	Andere Bauchoperationen: Implantation von Bestrahlungsmarkern in den Bauchraum: Endoskopisch
5-408.91	Andere Operationen am Lymphgefäßsystem: Implantation von Bestrahlungsmarkern an einem oder mehreren Lymphknoten: Endoskopisch

Das bildgebende Verfahren ist gesondert zu kodieren. Gleiches gilt für das endoskopische Verfahren, falls dieses nicht bereits im OPS-Kode erwähnt ist. Die Einbringung von Bestrahlungsmarkern dient der besseren Lokalisation des zu bestrahlenden Areals im Rahmen einer geplanten Strahlentherapie und darf nicht mit einer endoluminalen Strahlentherapie, das heißt der Implantation selbststrahlender Materialien verwechselt werden.

5.10.4 Vakuumtherapie

Zur Kodierung der endoösophagealen oder endorektalen Vakuumtherapie stehen folgende OPS-Kodes zur Verfügung:

5-916.a-	Temporäre Weichteildeckung: Anlage oder Wechsel eines Systems zur Vakuumtherapie
5-916.a4	Am Rektum, endoluminal (endorektal)
5-916.a6	Am Ösophagus und/oder Magen, endoluminal (endoösophagogastral)

Die Dauer der Behandlung ist abhängig vom System gesondert zu kodieren und mit der 6. Stelle anzugeben. Die Dauer der Vakuumtherapie wird auch bei mehreren Systemwechseln addiert und ist als Gesamtsumme einmal pro Aufenthalt anzugeben:

8-190.-	Spezielle Verbandstechniken
8-190.2-	Kontinuierliche Sogbehandlung mit Pumpensystem bei einer Vakuumtherapie
8-190.3-	Kontinuierliche Sogbehandlung mit sonstigen Systemen bei einer Vakuumtherapie

5.10.5 Fremdkörperentfernung

Fremdkörperentfernung durch Endoskopie

8-100.-	Fremdkörperentfernung durch Endoskopie
8-100.6	Durch Ösophagoskopie mit flexiblem Instrument
8-100.7	Durch Ösophagoskopie mit starrem Instrument
8-100.8	Durch Ösophagogastroduodenoskopie
8-100.9	Durch Kolo-/Rektoskopie mit flexiblem Instrument
8-100.a	Durch Kolo-/Rektoskopie mit starrem Instrument

5.10.6 Endosonographisch gezielte Plexusblockade

Für die Kodierung der endosonographisch gezielten Plexusblockade steht folgernder Kode zur Verfügung:

8-914.1-	*Injektion eines Medikamentes an Nervenwurzeln und wirbelsäulennahe Nerven zur Schmerztherapie: Mit bildgebenden Verfahren*

Der endosonographische Zugang ist gesondert zu kodieren.

5.10.7 Verschluss von Gewebedefekten oder Fisteln

Kommt es spontan oder im Rahmen von therapeutischen Eingriffen wie z. B. Polypektomien zu einem Einriss der Wand des Verdauungstrakts (Perforation) oder hat sich auf dem Boden einer akuten oder chronischen Entzündung eine Verbindung zwischen zwei benachbarten Organen gebildet, können diese Defekte in manchen Situationen endoskopisch verschlossen werden. Hierzu stehen verschiedene Methoden zur Verfügung, wie z. B. der Verschluss mit einem Clip (konventionelle Clips, over the scope Clips) oder speziellen endoskopischen Verschlusssystemen.

Der Verschluss von Fisteln kann unabhängig von der Methode mit einem Kode für den Fistelverschluss angegeben werden, welcher nach Lokalisation des fisteltragenden Darmsegments differenziert wird.

5-467.2-	Andere Rekonstruktion des Darmes: Verschluss einer Darmfistel, endoskopisch:
5-467.20	Duodenum
5-467.21	Jejunum
5-467.22	Ileum
5-467.23	Kolon
5-467.x	Andere Rekonstruktion des Darmes: Verschluss einer Darmfistel, endoskopisch: Sonstige

Für den Sonderfall des Verschlusses einer Kolon-Magenfistel steht folgender Kode zur Verfügung:

5-449.43	Andere Operationen am Magen: Verschluss einer Kolon-Magen-Fistel: Endoskopisch

Bei Einsatz eines Over-the-Scope-Clips kommt der spezifische Kode für das System zum Einsatz.

5-529.u0	Endoskopische(r) Geweberaffung oder Gewebeverschluss: Durch einen auf ein Endoskop aufgesteckten ringförmigen Clip

Erfolgt der Verschluss unter Anwendung eines endoskopischen Nahtsystems (z. B. OverStich™), kann folgender Zusatzkode angegeben werden:

5-98c.5	Anwendung eines Klammernahtgerätes und sonstiger Nahtsysteme: Endoskopisches Nahtsystem

Weiterhin existiert ein neuartiges System zum Defektverschluss, welches sowohl nach Resektionen wie EMR und ESD als auch zum Verschluss von Fisteln und Perforationen eingesetzt werden kann. Hierbei handelt es sich um ein System bei dem miteinander verbundene helixförmige Anker endoskopisch in einer tieferen Schleimhautschicht (Muscularis) verankert und anschließend zusammengezogen werden, um so den Gewebedefekt zu verschließen (X-Tack™). Dieses System kann an allen Lokalisationen im Verdauungstrakt angewendet werden und wird wie folgt kodiert:

5-429.u1	Endoskopische(r) Geweberaffung oder Gewebeverschluss durch ein in der Muskularis fixiertes Ankersystem
5-44a.4	Andere Operationen am Magen: Endoskopische(r) Geweberaffung oder Gewebeverschluss durch ein in der Muskularis fixiertes Ankersystem
5-46a.3	Weitere Operationen am Darm: Endoskopische(r) Geweberaffung oder Gewebeverschluss durch ein in der Muskularis fixiertes Ankersystem {Hinw.: Dieser Kode findet am Dünn- und Dickdarm Verwendung}
5-489.j1	Andere Operation am Rektum: Endoskopische(r) Geweberaffung oder Gewebeverschluss: Durch ein in der Muskularis fixiertes Ankersystem

5.10.8 Palliativbehandlung

Eine palliative Behandlungssituation ist gegeben, wenn die Erkrankung eines Menschen über das Stadium, in dem kurative Behandlung möglich ist, fortgeschritten ist oder in den Fällen, in denen sich eine Person gegen eine kurative Behandlung entscheidet. Die Palliation trägt zur Leidensminderung und Verbesserung der Lebensqualität eines solchen Menschen bei. Interventionen wie Radiotherapie, Chemotherapie und chirurgische Eingriffe werden als Teil der palliativen Behandlungsphase betrachtet, sofern sie speziell zur symptomatischen Abhilfe eingesetzt werden. Die Palliativbehandlung kann auch bei anderen

Erkrankungen als onkologischen Erkrankungen erforderlich sein und durchgeführt werden, z.B. bei COPD im Endstadium. Dabei ist die Palliativbehandlung in Deutschland nicht an spezielle Einrichtungen gebunden. Neben der ambulanten Palliativversorgung werden im DRG-System folgende Formen unterschieden:

- Stationäre Behandlung auf einer Station mit Betreuung durch ein Palliativteam des Krankenhauses:
  8-982.- *Palliativmedizinische Komplexbehandlung*
- Stationäre Behandlung auf einer spezialisierten Palliativstation:
  8-98e.- *Spezialisierte stationäre palliativmedizinische Komplexbehandlung*
- Stationäre Behandlung auf einer Station mit Betreuung durch einen Palliativdienst:
  8-98h.- *Spezialisierte palliativmedizinische Komplexbehandlung durch einen Palliativdienst*

Die genauen Voraussetzungen und Bedingungen sind dem OPS-Verzeichnis zu entnehmen. Bei allen drei Kodes wird mit der 6. Stelle eine Unterteilung nach der Dauer der Behandlung vorgenommen.

Verschlüsselt wird die Grunderkrankung, bei onkologischen Patient*innen mit allen Metastasen, da die Behandlung in der Regel auf alle Tumormanifestationen abzielt.

Beispiel

Ein Patient mit einem metastasierenden Pankreaskarzinom mit Lebermetastasen im Endstadium wird zur Behandlung der Cholangitis, Gallengangverschluss, Duodenalstenose, Ernährungs- und Schmerztherapie aufgenommen. Es wird eine ERCP durchgeführt, die Prothese gewechselt und ein Antibiotikum gegeben. Mit dem Patienten und seinen Angehörigen wird die weitere Ernährung besprochen. Eine parenterale Ernährung lehnt der Patient ab, es wird eine Ernährungsberatung durchgeführt über die Möglichkeiten der enteralen Zusatznahrung und die Art der Ernährung bei relativer Enge des Duodenums. Durch eine adäquate Schmerztherapie verbessert sich das Befinden und er kann wieder mehr Nahrung zu sich nehmen. Für die Anlage einer PEG kann er sich daher zum jetzigen Zeitpunkt nicht entscheiden. Durchführung der palliativen Komplexbehandlung auf der gastroenterologischen Station durch ein Palliativteam des Krankenhauses für 10 Tage.

C25.0	Bösartige Neubildung: Pankreaskopf
C78.7	Sekundäre bösartige Neubildung der Leber und der intrahepatischen Gallengänge
K83.08	Cholangitis
K83.1	Verschluss des Gallenganges
K31.5	Duodenalverschluss
1-640	Diagnostische retrograde Darstellung der Gallenwege
5-513.h0	Endoskopische Operationen an den Gallengängen: Wechsel von nicht selbstexpandierenden Prothesen: 1 Prothese
8-982.1	Palliativmedizinische Komplexbehandlung: Mindestens 7 bis höchstens 13 Behandlungstage

Die palliativmedizinische Komplexbehandlung kann nur angegeben werden, wenn die im OPS-Verzeichnis angegebenen Bedingungen erfüllt werden.

Ein Kode aus 8-017.- *Enterale Ernährung als medizinische Nebenbehandlung* kann nicht angegeben werden, da die Ernährung nicht über eine Sonde oder Stoma (PEG) erfolgt. Die ernährungsmedizinische Komplexbehandlung (OPS 8-98j) kann nur kodiert werden, wenn die strengen Vorgaben des OPS-Kodes erfüllt werden.

5.10.9 Reserveantibiotika

Seit 2024 stehen im Kapitel 6 des OPS-Verzeichnisses dosisgestaffelte Kodes für die Gabe von bestimmten Reserveantibiotika zur Verfügung. Diese Kodes sind nur für Patient*innen anzugeben, bei denen eine Infektion mit einem oder mehreren Erregern mit Resistenz gegen bestimmte Antibiotika oder Chemotherapeutika aus der Kategorie U81.-! *Gramnegative Erreger mit bestimmten*

Antibiotikaresistenzen, die besondere therapeutische oder hygienische Maßnahmen erfordern der ICD-10-GM vorliegen. Die Einstufung eines neuen Medikaments als Reserveantibiotikum wird vom Robert-Koch-Institut vorgenommen. Dieses Medikament wird dann von der Nutzenbewertung des G-BA freigestellt. Es bestehen hohe Qualitätsanforderungen an die Kliniken; sie müssen seit dem 1.1.2024 verbindlich die Systeme ARS, AVS und ARVIA für die einrichtungsinterne Verbrauchs- und Antibiotika-Resistenz-Surveillance für die angegebenen Wirkstoffe nutzen.

6-00g.-	Applikation von Medikamenten, Liste 16 (Reserveantibiotika) {Hinw.: Diese Kodes sind nur für Patienten anzugeben, bei denen eine Infektion mit einem oder mehreren Erregern mit Resistenz gegen bestimmte Antibiotika oder Chemotherapeutika aus der Kategorie U81.-! der ICD-10-GM vorliegen}
6-00g.0-	Cefiderocol, parenteral
6-00g.1-	Ceftazidim-Avibactam, parenteral
6-00g.2-	Ceftolozan-Tazobactam, parenteral
6-00g.3-	Dalbavancin, parenteral
6-00g.4-	Eravacyclin, parenteral
6-00g.5-	Imipenem-Cilastatin-Relebactam, parenteral
6-00g.6	Aztreonam-Avibactam, parenteral
6-00g.7	Cefepim-Enmetazobactam, parenteral
6-00g.8	Meropenem-Vaborbactam, parenteral
U81.-!	Gramnegative Erreger mit bestimmten Antibiotikaresistenzen, die besondere therapeutische oder hygienische Maßnahmen erfordern. {Hinw.: Die Einstufung der Resistenz bei multiresistenten gramnegativen Erregern (MRGN) erfolgt gemäß den Empfehlungen der KRINKO in der jeweils aktuellen Fassung}

6 Hybrid-DRG

Mit der ‚Hybrid-DRG', also der ‚Speziellen sektorengleichen Vergütung' entsprechend § 115f SGB V, ist eine neue sektorenübergreifende Versorgungsform geschaffen worden, die für die Gastroenterologie erstmals im Jahr 2025 die Vergütung bisheriger stationärer Behandlungsfälle ambulant ermöglicht hat. Genauer gesagt: Seitdem werden Behandlungsfälle mit spezifischen Kriterien als Pauschale vergütet, unabhängig davon, ob die Entlassung am Aufnahmetag oder am 1. postinterventionellen Tag (ab 2026: am 2. postinterventionellen Tag) erfolgte und unabhängig davon, ob die Leistung am Krankenhaus erbracht wurde oder im niedergelassenen Bereich. Für diese Hybrid-DRGs, nämlich die H41N und H41M, kommen Leistungen der Verordnungsvorschrift H41-V31 in Frage, die den Bedingungen für eine Hybrid-DRG genügen, etwa einer Verweildauer < 3 Tage, einem PCCL < 3, ohne Beatmung und keine Leistungen für Kinder (< 18. LJ) oder für Menschen mit einer Behinderung:

- ERCP (Endoskopisch-retrograde Cholangiopankreatographie)
- EUS-Pankreas, Gallenwege, Leber (Endoskopischer Ultraschall, Endosonographie)
- ESWL Gallenwegsystem/Pankreas (Extrakorporale Stoßwellenlithotripsie)

Ausgeschlossen werden Diagnosen der Vorschrift H41-V5: die PSC (primär sklerosierende Cholangitis), SCC (sekundär sklerosierende Cholangitis), die pankreatoduodenale Fistel und das Leberhämangiom. Zudem sollen die Kontextfaktoren, wie z. B. eine onkologische Diagnose, eine stationäre Behandlung begründen. Darüber hinaus schließen die gleichzeitige Durchführung einer Dilatation und Stentwechsel im Pankreas- und/oder Gallgengang von der Hybrid-DRG aus. Weiterhin sind Fälle mit zusatzentgeltpflichtigen Stents (selbstexpandierende Metallstents) von der Hybrid-Abrechnung ausgenommen. Bis 2025 musste hierbei durch das Krankenhaus auf die korrekte Rechnungsstellung geachtet werden, da der Grouper eine fehlerfreie Gruppierung nicht in jedem Fall sicherstellen konnte. Durch den generellen Ausschluss von Zusatzentgelten aus der Hybrid-DRG in 2026 sollte jedoch dieses Problem behoben sein.

Diese o.g. Leistungen werden in 2026 im Bereich der Gastroenterologie grundsätzlich erhalten bleiben – wobei darauf zu achten ist, inwiefern Variationen des Groupers eingespielt werden, der bei Drucklegung dieses Leitfadens noch nicht veröffentlicht ist. In anderen Bereichen wird es eine erhebliche Ausweitung der Hybrid-DRG geben, bspw. in der Kardiologie oder Gefäßmedizin. Ca. 25.000 Behandlungsfälle werden im Jahr 2025 in dieser Abrechnungsform in den DRG H41M/N erbracht worden sein, im Jahr 2026 werden es ein paar Fälle mehr werden, da die Verweildauergrenze von zwei auf drei Tage angehoben worden ist. Auch in 2026 wird es für die Gastroenterologie die DRG H41M und H41N mit Leistungen aus dem Bereich der ERCP und EUS der Leber/Gallenwege/Pankreas geben. Die endosonographischen Punktionen mesenterialer und mediastinaler Lymphknoten gruppieren in die Hybrid-DRGs der DRGs R14, Q03, E03. Es ist zu beachten, dass in diesen Hybrid-DRGs Tumorerkrankungen des Pankreas sowie der Leber- und Gallenwege in 2025 keine Kontextfaktoren waren, die von der Hybrid-DRG ausschließen. Die Anpassung der Kontextfaktoren in 2026 müssen beachtet werden (zur Drucklegung des Kodierleitfadens sind diese für 2026 noch nicht zu bewerten).

Die Komplexität im Abrechnungsalltag ist gerade auch im Bereich der Gastroenterologie durch die Hybrid-DRG erheblich gesteigert worden, da eine ex ante-Sicht der geplanten Abrechnung versucht werden muss, um abzuschätzen, ob eine Hybrid-DRG-Leistung hinter den zu behandelnden Patient*innen steckt. Dies lassen aber nur eindeutig durch die klinische Befunderhebung definierte Erkrankungsbilder zu, was bei der interventionellen Behandlung von biliopankreatischen Erkrankungen oft nicht der Fall ist: So stellt sich erst mit der Durchführung der EUS oder ERCP die Diagnose und exakte Therapie dar, oder sogar erst nach Erhalt einer entnommenen Histologie einige Tage später. Somit kann oft erst ex post, d.h. nach Durchführung der endoskopischen Intervention und nach Eingang der pathologischen Befunde, die Abrechnungsart definiert werden.

Darüber hinaus ist neben einer Abgrenzung zur klassischen stationären Leistung auch eine Abgrenzung zum Ambulanten Operieren (AOP), Leistungen aus Ermächtigungs-Sprechstunden der KV oder zu einer ASV erforderlich. Zwar ist der Vortritt der Hybrid-DRG vor der AOP verankert, Abgrenzungsthemen werden aber vonseiten der Leistungserbringer wie der Kostenträger immer wieder aufgeworfen. Die Hybrid-DRG effektiv einzusetzen, wird daher auch in 2026 eine tägliche Herausforderung bleiben.

Beispiel

Eine Patientin mit einer chronischen Pankreatitis und Pankreasgangstenose wird einbestellt zum Stentwechsel, ggf. Stentauslassversuch.

HD: Sonstige Pankreasgangstenose
K86.82

Nun können beim Eingriff verschiedene Szenarien folgen:

Variante 1: OPS 5-526.a *Dilatation des Pankreasganges* + 5-526.b *Stentauslass bzw. Entfernung des Stents*. Damit kommt es zu einer Hybrid-DRG Abrechnung (H41M)

Variante 2: 5-526.a *Dilatation des Pankreasganges* + 5-526.f1 *Stentwechsel*. Damit resultiert eine stationäre Abrechnung mit H41F, da die Kombination von Dilatation und Stentwechsel zwei Bedingungen sind, die, wenn sie gleichzeitig vorliegen, aus der Hybrid-DRG ausschließen. Da die 5-526.a Leistung des AOP-Katalogs ist, muss die stationäre Behandlung mit dem Zeitpunkt der stationären Aufnahme, spätestens jedoch zur Rechnungslegung fallindividuell nach § 115b SGB V begründet werden. Die 5-526.f1 ist nicht im AOP-Katalog enthalten – aber dennoch werden Prüfanfragen bzgl. prim. Fehlbelegung aufgrund des Kodes 5-526.a ausgelöst.

Variante 3: nur 5-526.b *Stentauslass/Stententfernung* (ohne Dilatation). Damit kommt es zur stationären Abrechnung mit der H62C – oder im Streitfall zu einer Anfrage der Abrechnung gemäß EBM-Leistung.

Variante 4: nur 5-526.f1 *Stentwechsel* (ohne Dilatation). Dies resultiert in einer Abrechnung als Hybrid-DRG (H41M).

Wir hoffen sehr, dass hier eine Harmonisierung der Abrechnungssysteme gelingen wird; Vorschläge hierzu sind mehrfach durch die Fachgesellschaft unterbreitet worden. Etwa sollten AOP und Hybrid-Katalog in der Gastroenterologie nicht die gleichen Leistungen enthalten.

7 Wichtige neue Untersuchungs- und Behandlungsmethoden (NUB) in der Gastroenterologie

In den folgenden Tabellen sind für die Gastroenterologie relevante Zusatzentgelte (ZE) und neue Untersuchungs- und Behandlungsmethoden (NUB) aufgeführt. Die in der Tabelle genannte Jahreszahl bezieht sich auf die Einführung des Medikamentes/der Methode in der Gastroenterologie. Manche Substanzen wurden in anderen Fachbereichen bereits früher zugelassen (= Jahreszahl in Klammern). Die Tabellen haben keinen Anspruch auf Vollständigkeit. NUB und ZE zu tumorgerichteten Systemtherapien sind nicht aufgeführt.

Relevante NUB in der Gastroenterologie				
Wirkstoff	**Applikation**	**Neu ab**	**Indikation**	**OPS**
Golimumab	s. c.	2013 (2009)	Colitis ulcerosa	6-005.2
Guselkumab	s. c.	2025*	Colitis ulcerosa, M. Crohn	6-00a.7
Mirikizumab	i. v., s. c.	2023	Colitis ulcerosa, M. Crohn	6-00j.b
Risankizumab	i. v., s. c.	2023 (2019)	Colitis ulcerosa, M. Crohn	6-00c.e
Teduglutid	s. c.	2014	Kurzdarmsyndrom	6-008.4
Sofosbuvir/Velpatasvir	p. o.	2016	Hepatitis C	6-009.m
Ledipasvir/Sofosbuvir	p. o.	2017	Hepatitis C	6-007.g
Sofosbuvir/Velpatasvir/Voxi-laprevir	p. o.	2017	Hepatitis C	6-00a.h
Elbasvir/Grazoprevir	p. o.	2016	Hepatitis C	6-009.c
Glecaprevir/Pibrentasvir	p. o.	2017	Hepatitis C	6-00a.6
Sofosbuvir	p. o.	2014	Hepatitis C	6-008.3
Bulevirtid	s. c.	2020	Hepatitis D	6-00d.6
Seladelpar	p. o.	2024***	Primär biliäre Cholangitis (PBC)	
Elafibranor	p. o.	2025	Primär biliäre Cholangitis (PBC)	

Relevante NUB in der Gastroenterologie

Wirkstoff	Applikation	Neu ab	Indikation	OPS
Resmetirom	p. o.	2025*	Metabolisch-assoziierte Fettleberhepatitis (MASH)	
Inebilizumab	i. v.	2025*	IgG4-assoziierte Erkrankungen	
Givosiran	s. c.	2020	Akute hepatische Porphyrie	6-00d.b
Avatrombopag	p. o.	2021	Thrombopenie bei Chronic liver disease (CLD), Immunthrombozytopenie (ITP)	6-00e.5
Aszitesbehandlung mittels einer vollimplantierbaren Pumpe	operativ	2010	therapierefraktärer Aszites	5-549.6
Magenschrittmacher	operativ	2002	therapierefraktäre Gastroparese	5-449.n0-3
Direkte Messung des Pfortaderdruckes	endoskopisch	2025**	Endosonographisch gesteuerte Messung des portalvenösen Druckgradienten	1-279.b1
Endoskopischer Schlauchmagen	endoskopisch	2025	Endoskopische Etablierung eines Schlauchmagens	

* erstmalige Beantragung für 2026 (NUB-Status noch offen)
**2025 nur InEK-Status 2
*** 2025 InEK-Status 41

Relevante ZE in der Gastroenterologie					
Wirkstoff	**Applikation/ Durchführung**	**Indikation**	**ZE**	**OPS**	**Bemerkung**
Infliximab	i. v./s. c.	u. a. Colitis ulcerosa, M. Crohn	ZE2024-149	6-001.e*	gelistet als Infliximab "parenteral"
Vedolizumab	i. v./s. c.	Colitis ulcerosa, M. Crohn, Pouchitis	ZE2024-182	6-008.5*	gelistet als Vedolizumab "parenteral"
Ustekinumab	i. v.	u. a. Colitis ulcerosa, M. Crohn	ZE2024-194	6-005.p*	
Ustekinumab	s. c.	u. a. Colitis ulcerosa, M. Crohn	ZE2024-195	6-005.q*	
Adalimumab	s. c.	u. a. Colitis ulcerosa, M. Crohn	ZE2024-148	6-001.d*	gelistet als Adalimumab "parenteral"
Selbstexpandierende Prothesen am Gastro-intestinaltrakt	endoskopisch	u. a. Gallengangs-/ Pankreasgang-stenose, Ösophagus/-Duodenalste nosen	ZE2024-54		

Relevante ZE in der Gastroenterologie

Wirkstoff	Applikation/ Durchführung	Indikation	ZE	OPS	Bemerkung
Selbstexpandierende Stents mit Kauterisierungssystem	endoskopisch	u. a. Drainage Pankreaszysten/-nekrosen	ZE2024-54	Pankreasnekrose 5-529.p2 (transgastral); 5-529.s2 (transduodenal); Pankreaszyste: 5-529.n4 (transgastral); 5-529.r3 (transduodenal) + bei allen Kodes: 5-549.a	
Radiofrequenzablation Ösophagus (RFA)	endoskopisch	u. a. Barrett-Ösophagus	ZE161	5-422.55	
Selektive Embolisation mit Metallspiralen (Coils), andere Lokalisationen	radiologisch	bei GI-Blutung	ZE106	u. a. 8-836.ma	
Erythrozytenkonzentrate		u. a. bei Blutung, transfusionspflichtiger Anämie	ZE107	8-800.c-	

Relevante ZE in der Gastroenterologie

Wirkstoff	Applikation/ Durchführung	Indikation	ZE	OPS	Bemerkung
Thrombozytenkonzentrate		u. a. bei Blutung, transfusionspflichtiger Thrombozytopenie	ZE146	8-800.g-	
Prothrombinkomplex (PPSB)		u. a. bei Blutung, schwerer Gerinnungsentgleisung	ZE30	8-812.5-	
Fibrinogen		u. a. bei Blutung, schwerer Gerinnungsentgleisung	ZE2024-138	8-810.j*	

Arzneimittel ohne NUB- oder ZE-Status			
Wirkstoff	**Applikation/ Durchführung**	**Indikation**	**Bemerkung**
Upadacitinib	p. o.	Colitis ulcerosa, M. Crohn u.a.	InEK-Status 2 in 2025, damit kein NUB-Status möglich
Ozanimod	p. o.	Colitis ulcerosa u.a.	InEK-Status 2 in 2025, damit kein NUB-Status möglich
Filgotinib	p. o.	Colitis ulcerosa u.a.	InEK-Status 2 in 2025, damit kein NUB-Status möglich
Tofacitinib	p. o.	Colitis ulcerosa u.a.	InEK-Status 2 in 2025, damit kein NUB-Status möglich
Etrasimod	p. o.	Colitis ulcerosa	Zulassung erwartet
Fidaxomicin	p. o.	Clostridioides difficile Infektion	Antibiotikum; InEK-Status 2 in 2025, damit kein NUB-Status möglich

Stichwortverzeichnis

C

D

E

F

G

H

I

J

K

L

M

N

O

Q

R

S

T

U

V

W

Z

32,00 €

Praxiswissen Abrechnung

Kodierleitfäden 2026

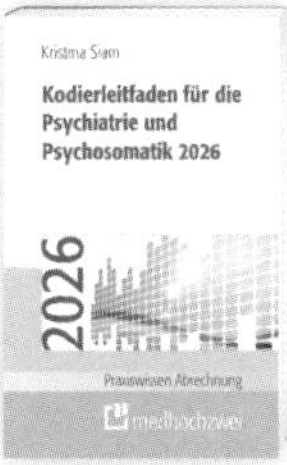

Siam

Kodierleitfaden für die Psychiatrie und Psychosomatik

Softcover | 15. Aufl. | ca. 278 Seiten
ISBN 978-3-98800-224-2

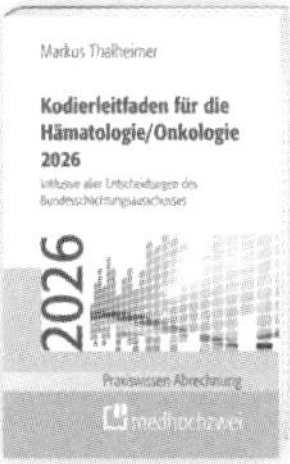

Thalheimer

Kodierleitfaden für die Hämatologie/Onkologie

Softcover | 23. Aufl. | ca. 425 Seiten
ISBN 978-3-98800-216-7

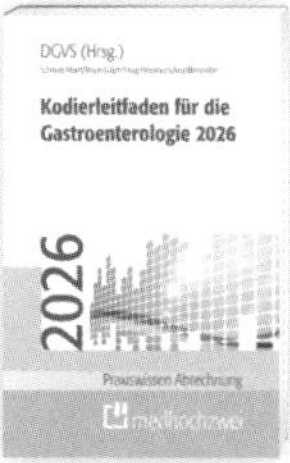

DGVS (Hrsg.)

Kodierleitfaden für die Gastroenterologie

Softcover | 19. Aufl. | ca. 240 Seiten
ISBN 978-3-98800-218-1

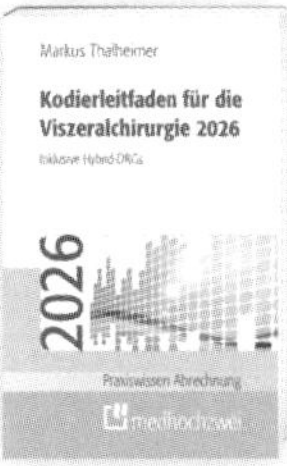

Thalheimer

Kodierleitfaden für die Viszeralchirurgie

Softcover | 9. Aufl. | ca. 240 Seiten
ISBN 978-3-98800-226-6

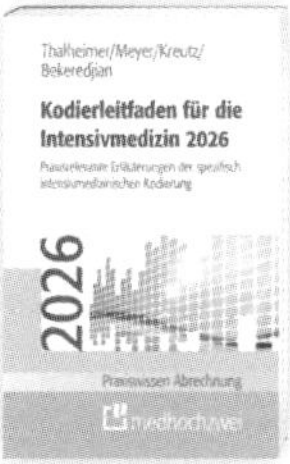

Thalheimer/Meyer/Kreutz/Bekeredjian

Kodierleitfaden für die Intensivmedizin

Softcover | 19. Aufl. | ca. 330 Seiten
ISBN 978-3-98800-220-4

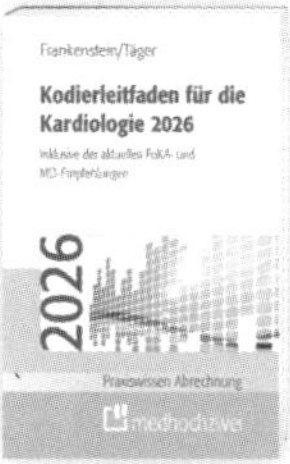

Frankenstein/Täger

Kodierleitfaden für die Kardiologie

Softcover | 21. Aufl. | ca. 230 Seiten
ISBN 978-3-98800-222-8

medhochzwei
www.medhochzwei-verlag.de